複雑性PTSDとは何か

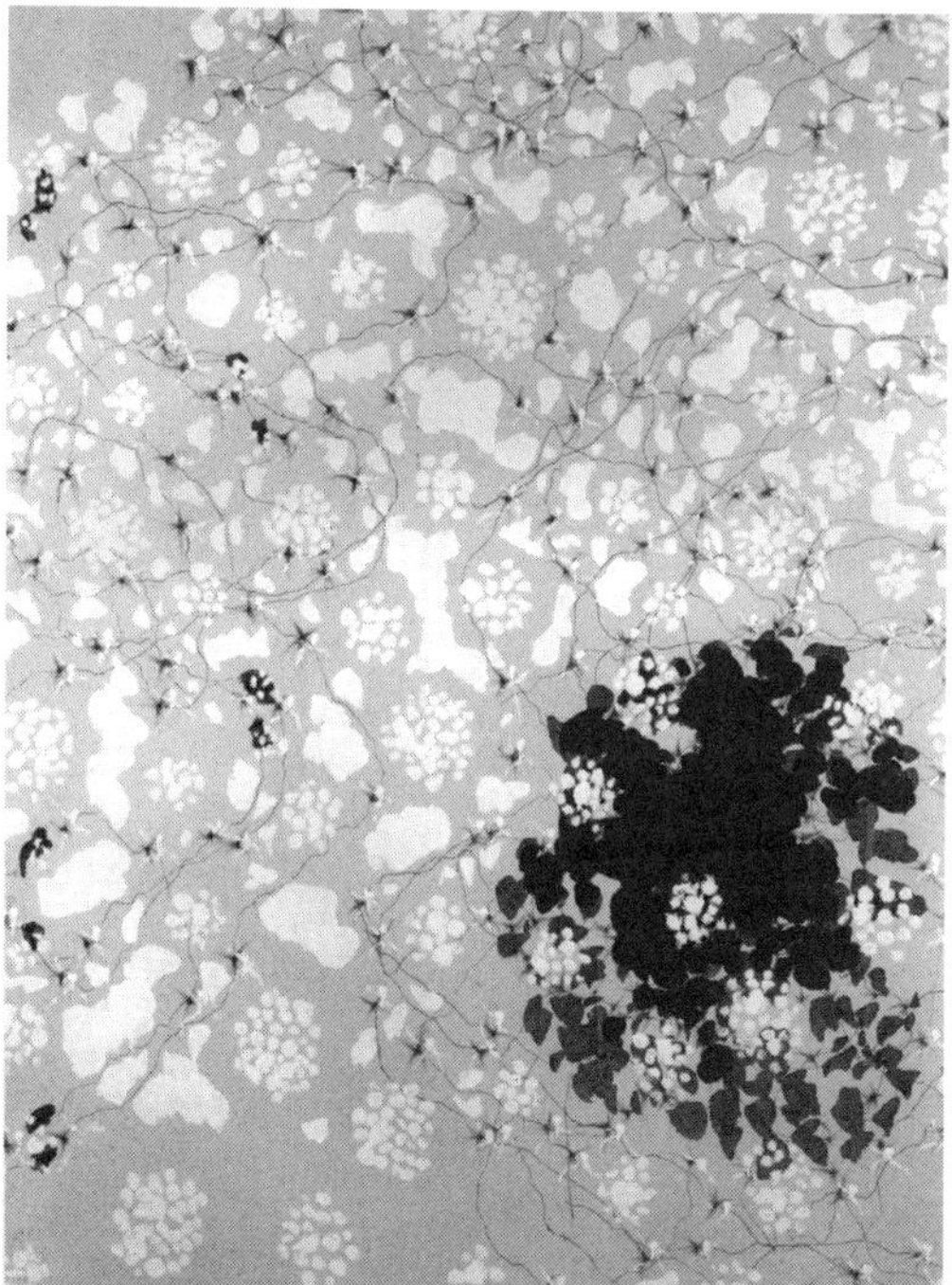

四人の精神科医の座談会とエッセイ

飛鳥井望
神田橋條治
高木俊介
原田誠一

Ψ
金剛出版

はじめに

本書は、『複雑性PTSDの臨床――〝心的外傷～トラウマ〟の診断力と対応力を高めよう』（金剛出版、二〇二一）の発刊に併せて行われたオンライン座談会の内容を文字起こしして、参加者の寄稿文を加えたものである。メンバーは、飛鳥井望さん、神田橋條治さん、高木俊介さんと私（原田）。この四名で座談会を行うことになった経緯や、本書全体で「先生」呼称を避けて「さん」づけにしている理由については、収載されている原田の一文をご参照下さい。

本書を手にとって下さった諸兄姉にPTSDのエキスパート・飛鳥井さんの名レクチャーと、トラウマ臨床を独自に試行錯誤してきた神田橋さん、高木さん、原田を交えた対話を楽しんでいただければと願っています。座談会の内容は本文にあたっていただくことにして、ここでは参加者各人の特性、共通点と相違点、個性について私が抱いている印象を記してみますね。

先ずは、四名の共通点から。私が感じている共通の特徴は、次のようになる。

①根っからの臨床の実務家であり、現場の営為と縁遠い空理空論の類いへの興味・関心が薄い。
②精神科診療の実践において、臨床家がトラウマの視点を持ち適切な対応力を身につける必要があると認識している。
③しかるに、これまでの正統的な精神医学・精神医療はトラウマへの関心・着目が不十分であり、その点に問題意識を抱いてきた。
④精神科診療における薬物療法の役割を過大視せず、その効用と限界を踏まえた上で、当事者の生活・からだ・いのちを視野に入れた精神療法的な関りや養生を重視している。

精神科医〜精神医療・精神療法に携わる専門家は、上記①〜④に該当するタイプ（亜型A）と、該当しないタイプ（亜型B）に二分されることになる。

次は、この四名に認められる相違点と個性。ここでは説明の都合上、先ず二つの座標軸からなる平面を導入してみよう。

一つの軸（縦軸）は「トラウマへの元来の興味の度合い（元来強いvs元来はそう強くなかった）」、今一つの軸（横軸）は「自分の臨床スタイルへの海外の知見の取り入れ方（積極導入派 vs. エッセンスを学びつつ独自の試行錯誤を行い自家薬籠化を目指す派）」。するとこの四名は（私見では）対照的な位置取りとなり、座標平面の四象限それぞれに配される。

（1）第一象限―元来トラウマ現象への興味を強く持ち、臨床実践にあたって海外の知見を積極的に取り入れる（高木さん）
（2）第二象限―元来トラウマ現象への興味を強く持ち、海外の知見のエッセンスを学びつつ独自の試行錯誤を行い自家薬籠化を目指す（神田橋さん）
（3）第三象限―元来トラウマ現象への興味は必ずしも強くなかったが臨床経験を重ねて変化し、海外の知見のエッセンスを学びつつ独自の試行錯誤を行い自家薬籠化を目指す（原田）
（4）第四象限―元来トラウマ現象への興味は必ずしも強くなかったが臨床経験を重ねて変化し、臨床実践にあたって海外の知見を積極的に取り入れる（飛鳥井さん）

以下、簡単に説明を加えてみよう。第一象限と第二象限に属する高木さんと神田橋さんは、（繰り返しになりますが、勝手な私見ですよ）元来、たとえば医者になる前からトラウマ現象への興味を強く持っておられた。

高木さんは、①学生時代より水俣病や反原発運動に強い関心を抱き、②医者になった当初から従来の精神医療や医局講座制の問題点を舌鋒鋭く突き、③精神分裂病から統合失調症への病名変更の立役者となり、④東日本大震災・福島原子力発電所事故の際に痛切なメッセージを発信した。こうした高木さんの志向性の背景には、一貫して社会病理への正当な憤りとトラウマ現象への深い関心がある。

そしてその実践にあたっては、独自の方法論を採ることもあるし（例：一乗寺ブリュワリーの創業、福八【福島・八丈島】子どもキャンププロジェクトの運営、雑誌「統合失調症のひろば」の企画・編集）、海外の優れた知見・方法論をダイレクトに導入することもある。トラウマ臨床で高木さんは「海外の知見の導入」方式をとっていないようだが、ACTやオープンダイアローグの導入・実践のリーダーとなって八面六臂の活躍をしていることは周知の事実だ。

高木さんはACT－Kの活動を通して、①重症の統合失調症患者の治療と生活支援の中に、当事者が持つトラウマを視座に入れた実践を行い、②かかわりの中でスタッフが被るトラウマにも目配りしたきめ細やかな対応を行っている。高木さんのトラウマ診療に関する見解や実践の一端が次の書籍で紹介されていますので、興味をお持ちの方はご一読ください。
・吉田ルカ『死を思うあなたへ―つながる命の物語』日本評論社、二〇一七
神田橋さんは『複雑性PTSDの臨床』への寄稿文の一節、「ボクら自身を含め皆、『複雑なPTSD』を抱える人です」（同書二五頁）という認識を一貫してお持ちである。世界に類のない神田橋さんのPTSD領域への図抜けた貢献、たとえば神田橋処方、神田橋気功・整体、神田橋経絡・ツボ療法は、ご自身の養生の試行錯誤から生まれた珠玉の臨床の知だ。神田橋さ

んは、国の内外の臨床研究に絶えず目配りしてそのエッセンスを取り入れつつ、独自の方法論を開発・発表して人類に大きな貢献をしてきた。

第三象限と第四象限に属する飛鳥井さんと原田は、元来トラウマ現象への興味を強く持ってはいなかったが、臨床経験を重ねるにつれて変化したという共通点を持つ。トラウマ現象への興味を抱いた飛鳥井さんは、海外の最新の知見・方法論を我が国に導入して組織化する優れたリーダーになった。一方の原田は、師の一人・神田橋さんの影響もあり、海外の知見のエッセンスを学びつつ試行錯誤を行い自家薬籠化を目指してきた。

以上をまとめると、精神科医〜精神医療・精神療法に携わる専門家は、次の五群（亜型Aの四タイプと亜型B）に分かれる。

・一群：四名の共通特徴を有しており、第一象限に属する（高木さんタイプ）
・二群：四名の共通特徴を有しており、第二象限に属する（神田橋さんタイプ）
・三群：四名の共通特徴を有しており、第三象限に属する（原田タイプ）
・四群：四名の共通特徴を有しており、第四象限に属する（飛鳥井さんタイプ）
・五群：四名の共通特徴を有していない、亜型Bに属するタイプ

ここで先ず大切なことは、亜型Aの一〜四群に属する精神科医〜精神医療・精神療法に携わる専門家が自らの立ち位置を自覚して、同じ群に属する仲間との連携に努めるとともに、亜型

Ａの他の群に属する臨床家との相補的な関係性を認識して意思疎通を図ることだ。加えて、亜型Ａに属する一～四群の関係者が協同して亜型Ｂの五群の皆さんと交流し、トラウマ概念の重要性に気づいていただく営為が必要である。更には、一～五群の関係者皆がトラウマをふまえた実践を日々行いつつ社会状況の変化を目指すこと、即ち複雑性ＰＴＳＤを生み出す不幸な状況が少しでも減るべく努力を続けることが目標となる。

本書を通して、一～四群に属する臨床家の共通点と相違点、個性を味わい、四タイプの臨床家が奏でる対話の在りようから交流の重要性と必要性を認識していただけたら、と願っている。

本書の生みの親、金剛出版の立石正信さんへの心からのお礼を記します。今回もありがとうございました。

令和三年師走

修羅

しんしんと雪降るなかの旅行脚

初夢

帰り花春の調べや四重奏《カルテット》

原田　誠一

目　次

第Ⅰ部　座談会

複雑性ＰＴＳＤの概念、歴史、その重要性

原田　では、最初皮切りに複雑性ＰＴＳＤに関して、造詣が一番深い飛鳥井さんに複雑性ＰＴＳＤの概念、歴史、その重要性に関して簡単にミニレクチャーをやっていただこうかと思うんですが、飛鳥井さんいかがでしょうか。

飛鳥井　わかりました。造詣が深いと言われると、ちょっと面はゆいんですが、おそらく今、そんなに造詣が深いという人は、日本にいないと思うんですよね。みんなが今歓迎しながらも戸惑っていて、さあどうしようかと。おそらく造詣が深いという人が出るまでには、まだ一〇年ぐらい時間がかかるんじゃないかというふうに思っております。ただ、ＰＴＳＤそのものとの関わりは、もう二五年ほど、ほぼこれ一本で臨床と研究をしてきましたので、その視点からお話をさせていただければと思います。

先日、原田さん、神田橋さんを含めて事前のミーティングをしたときに、型と型破りというお話が出たものですから、これはなかなか面白いなと思って、それになぞらえてお話をさせていただければと思います。私は二五年というと、ＰＴＳＤと言えば、ＤＳＭ-ⅣのＰＴＳＤ一本の時代だったのですね。だからある意味ではそのことだけ、ＤＳＭ-ⅣのＰＴＳＤだけを見ていればよかったという時代だったんです。それでまず、診断の型をそれで決めるということがございました。

アメリカで言われているようなPTSDが日本でもあるのかどうかということから始まって、ないというのがあったり、いや日本型のPTSDがあるんじゃないかといったような議論がまだあったところから、本当にDSM-Ⅳの診断基準でそういう切り口で見て、日本でも同じものがある、同じように診断ができるというところを確認しました。そうすると今度はそれが診断の型になったのですけども、それから次に治療ということになりますと、一五年ほど前からPTSDというとトラウマ焦点化心理療法が一番であって、その中でも私自身はトラウマ焦点化認知行動療法の中のPE、Prolonged Exposure（持続エクスポージャー）(注1)と言われるもの、これはもう本当にそれに絞って臨床での研究を重ねてまいりました。

これが画期的だったのは、二〇〇五年に英国のNICEガイドラインがとにかくPTSDはトラウマ焦点化心理療法が第一選択だということを言い切ったんですね。それでグローバルスタンダードとして治療法も固まってきた。これが一種の型になったわけであります。とにかく一心不乱にこの診断と治療の型を身につけるということだけで、二五年間研究と臨床を進めてまいりました。

ということですが、しかしここに来てICD-11ができて、今日のテーマの複雑性PTSDという、これも三〇年前から言われていた概念ですけども、それが公式診断として認められるようになってまいりました。いわゆる型どおりということでうまくいかない人たちがいたときにどうするかという話になってきたんだと思います。したがって、型どおりでうまくいかないときはその型を崩すとか、それこそ型破りという話が出てくるわけですね。その可能性を模索するということになるかと思うんです。

ＤＳＭ‐ⅣからＤＳＭ‐５、ＩＣＤ‐11というふうになりまして、その型の破り方がちょっと別の方向になってしまいました。ＤＳＭ‐５というのは、これまでのＤＳＭ‐ⅣにかなりComplex PTSD, CPTSDの要素を取り入れ、むしろそれも含めてＤＳＭ‐５をつくりました。だから、ＤＥＳＮＯＳ（他に特定不能の極度ストレス障害 disorders of extreme stress not otherwise specified）と言われますけれども、ＤＥＳＮＯＳ寄りの診断にしたというのがＤ

（注１）ＰＥ療法（prologed exposure 持続エクスポージャー法）

米国のエドナ・フォアが開発したＰＴＳＤのための代表的なトラウマ焦点化認知行動療法で、一回90分で週一回、計一〇～一五回の個人セッションから構成されるマニュアル化された曝露療法プログラムである。技法としては「心理教育」、日常生活で回避している事物・状況に徐々に近づく練習をする「実生活内曝露」（現実エクスポージャー）、トラウマ体験の記憶を繰り返し想起陳述し馴化を促す「イメージ曝露」（想像エクスポージャー）と陳述内容について話し合う「プロセシング」から構成される。海外のＰＴＳＤ治療ガイドラインでは第一選択の治療のひとつとして強く推奨されている。ＰＥ療法はわが国でも Asukai らがランダム化対照試験によりＰＴＳＤへの有効性をあきらかにしており、医療保険適用となった。

ＳＭ‐５の考え方です。むしろ複雑性ＰＴＳＤというものの一部も取り入れてしまってＰＴＳＤ概念を再構築した。

ＩＣＤ‐11の方はそれとは別な方向であります。これはキッパリ分けてしまったのですね。シンプルなＰＴＳＤと、それからＣＰＴＳＤを分けて、それを並立しました。両方を一緒に診断することはできませんで、ＰＴＳＤかＣＰＴＳＤかどちらかしか診断できない、というように型を崩すやり方が分かれてしまったという問題があります。

そういう意味では、これからＰＴＳＤの研究を始めようという人にとっては、なかなか大変な時期だと思います。ＤＳＭ‐ⅣのＰＴＳＤ一本でやればよかったのが、これからはＤＳＭ‐５のＰＴＳＤか、それから解離型のサブタイプなのか、それともＩＣＤ‐11のＰＴＳＤなのか、ＣＰＴＳＤなのか、四つのパターンがあるので、それを考えていかなきゃいけないというのは、なかなか大変な時代になってくるかなというふうに感じています。

それから治療の方は、これは日本でもグローバルスタンダードと言われるトラウマ焦点化の認知行動療法が十分効く。これで多くの方のＰＴＳＤの苦悩というのを和らげることができるということは、もう既に実証してまいりました。ただ、今言われているのは、それでも型どおりでは、やはりうまくいかない人たちがいるときにどうやってその型を崩したり、型破りということを考えるかということですが、この辺についても、複雑性ＰＴＳＤの治療論はいろいろな研究がもちろん出ております。

ただ、見てみるとやはり基本的にはトラウマ焦点化の心理療法を土台にしているんですね。その上で、そこをどうやって型を崩すか、型を破るかということです。だから、あくまでもその型の知識を得ていて、しかもある程度それが身についた上で、そこからどうやって崩していくことによって、より豊かな可能性を探るかということなのでありまして、ここが面白いことに、型崩し、型破りということは、あくまで基本に型があるということです。だから形無しとは違うんですね。そこからまったく離れて形無しになってしまうと、それが本当にまず有効かの前に危険性を伴ってくるという可能性があります。

したがって、これからは複雑性ＰＴＳＤの治療論というのは型崩し、型破りか、これ以上いくと、形無しになってしまうのではないかというところのおそらく線引きをどこまでできるかという問題になってくるのではないかと思います。

今一応言われていますのは、これはもともとジュディス・ハーマン（Judith L. Herman）が言った治療論ですけども、複雑性ＰＴＳＤの場合は三つのフェーズに分けなさい、三段階論ですね。フェーズ１：安全の確立、フェーズ２：想起と服喪追悼、フェーズ３：通常生活との再結合と分けなさい。フェーズ２のところは、これは従来のトラウマ記憶の処理とほぼ同じであります。もちろん濃淡、いろいろ記憶の処理の扱い方は違います。やはり基本はここです。

ただし、それだけではうまくいかないので、その前にフェーズ1で治療同盟をどうやってつくっていくか。やはり信頼関係をつくっていくのは非常に難しい人たちですから、その中でどうやって信頼関係に基づいた治療同盟をつくっていくか。その段階がとても大事である。それができなければ、とてもうまくフェーズ2に入れないということ。フェーズ2でトラウマ記憶をうまく処理されたとしても、それだけでもまだ足りない。次にフェーズ3がある。それが、ハーマンが言うところの再結合と言われるものですね。社会との再結合をもう一回、他者との再結合ということ。

つまりいろいろな形で繰り返し裏切られ、搾取されといったような方たちですから、単にトラウマ記憶を処理しただけではまだ足らない。それプラスその後どうやってまたご本人なりの人生の意味を発見していってもらうかといったような作業が必要です。そこまで治療者が関わることが必要だ。この三段階の考え方というのが、これも三〇年前に言われた考え方ですけども、最近のＣＰＴＳＤの治療論を見ても、やはりそういったような考え方を受け継いでいるというのが、今の段階だと思います。

原田　飛鳥井さん、大変すばらしいお話をありがとうございました。早速、自由なディスカッ

だいたいこれが全体を見たお話ですけども、こんなところでよろしいでしょうか。

ションに入ってもいいと思うんですけれど、いま言ってくださった型、トラウマ焦点化心理療法について造詣が深いというと、また違うよと言われちゃうかもしれませんけど、やはり造詣が深い飛鳥井さんに簡単にトラウマ焦点化心理療法について説明をしていただけると、型の部分が視聴者の皆さんにもしっかり伝わってよいかなという気がするし、われわれも勉強になるかと思うんですけれど、その辺はどうでしょうか。

飛鳥井さんにもう少しトラウマ焦点化心理療法について型の部分をしっかりわれわれに教えていただいて、その上で自由なディスカッションに入るというのはいかがでしょうか。

神田橋　ぜひ。ボクそこを質問したかった。わかってない人の方が多いと思う、ボクを含めて。

高木　私、無手勝流。型無しの代表みたいなもんですから、聞いておかないと。

神田橋　まず、型、特にトラウマ焦点化認知行動療法の病因論と治癒論というのがあるはずですよね。それがないと聞いている人たちは、ただ型だけを覚えて、身振り手振りをやるようじゃ、次の段階に進化しようがないから、そこをちょっと教えてもらっておくと、聞いている人みんなにとって、いいんじゃないかなと思います。お願いします。

原田　飛鳥井さん、出づっぱりで申し訳ないですけど、トラウマ焦点化心理療法について簡単にご説明を頂けますでしょうか。

トラウマ焦点化心理療法の考え方

飛鳥井　トラウマ焦点化心理療法の考え方、つまりPTSDの中核病理は何かということ。これはトラウマ記憶だということなので、トラウマ記憶を何とかしない限り問題は解決しない。もちろん表面的には抑うつですとか不安ですとか、いろいろな問題があるんですけども、その中核にあるのがトラウマ記憶なわけですね。だから、そこに切り込んでいかないと、単にサポーティブなカウンセリングをしていたり、そのほかの周辺の問題を扱っていても、問題が解決しないというのが、まず考え方です。

そこの理論的な土台になっているのがPEのような曝露技法の場合は情動処理理論というものがございますし、それからPTSDの認知処理療法ですと社会認知理論というものがございます。

どういうことかと言いますと、つまりどうやってトラウマ記憶そのものに切り込んでいくか。そのためにはいったんトラウマ記憶を賦活しなきゃいけない。ただしこれは乱暴にやると、ことごとく失敗しますので、非常に丁寧に進めていって、いったんトラウマ記憶と向き合ってもらうんですが、トラウマ記憶というのは、あのときは怖かった、恐ろしかった、屈辱的だったといったような単なるエピソードの記憶ではありません。そのときのまさに映像ですとか、一連の感覚の記憶、それから自分の中に起こってきたいろいろな反応ですね。それから、それについていろいろな意味を解釈して、自責感ですとか無力感、いろいろな感情も出てくる。それが混然一体となっているのがトラウマ記憶ですので、そういったようなこともすべて含め、そのときに感じた感覚の記憶、自分の体の反応、何を考え、何を感じ、体の感覚はどうだったかも含めてすべてもう一回、それを賦活して向き合うことによって、初めてそこで、トラウマ記憶が処理されるという言い方をしますが、それを思い出しても大丈夫だという記憶になる。それからそこでまた別の意味を見ていくことができる。

つまりPTSDを一言で言えば、トラウマ体験から月日が経っても、あたかもそれが昨日のことのように感じられる。つまりいつまでも過去になってくれないのですね。あたかもトラウマ体験のときのことがずっと現在形で自分に張り付いている状態ですけど、それが過去のことになっていってくれるんですね。良い記憶になるわけではないんですけれども、既にあれは過去のことである。今はもう大丈夫なのだということ。そういったような新しい記憶をそこで育むことができる。それによって回復への道のりが進んでいくというのがトラウマ焦点化心理療法の土台となる考え方です。したがって、そのためにはトラウマ記憶にアクセスをしていかなきゃいけないということですね。よろしいでしょうか。

治療同盟をつくる

神田橋　とても簡明に説明していただきました。そうすると、そこに二人で行う治療作業がございますね。その治療作業とそれを観察し、作業をし、評価するという共同治療過程が、まあまあ正常でないとやれないので、作業の前に治療同盟をつくる作業が必要だという形で、治療関係の型の前処置治療みたいなのが必要になってくる。病的な型からの脱出の前に、健康な治療関係の型の補強が必要だと理解したらよろしゅうございますね。

飛鳥井　そうですね。ＰＴＳＤの場合でも最初の段階として、心理教育をしたりとか、そういう形で治療同盟をつくっていきます。ただ、複雑性ＰＴＳＤと言われる人の場合は、もともとの信頼関係を人とつくるのがとても難しい人たちですね。だから、より一層最初の段階というものを、丁寧に治療関係をつくっていかなきゃいけないということなのだと思います。

神田橋　そうなってくる。わかりました。そうするともう一つの質問。ハーマンの第一段階と第三段階というのは、頭の中では分けますけれども、今の先生がおっしゃった最初の治療同盟をつくる段階に第三段階が浸入してきますので、それのせいで治療が始められないようになってしまうというのがボクの印象ですが、それでよろしいですか。

飛鳥井　いや、第三段階というのは、要するに再結合と言われるものですね。もう一回、周囲の人たち、あるいは社会とその人が再結合していく。それまでは完全に分断されている状態なんですね。だから、第一段階でもいろいろ社会的な問題は出てくるんですけれども、分断された状態でのいろいろな社会的な問題とか、人間関係の問題が出てくると思うんです。

ところが、いきなりその段階でトラウマの記憶の処理がされていない段階で、なかなか第三段階の課題というのは達成できないものですから、まずは治療者との安定した治療同盟をつくって、トラウマ記憶の処理をして、それからさらに社会との再結合を進めようといったような、こういったような枠づけだというふうに思います。

神田橋　そうですね。わかりました。

原田　よろしいですか。私がこれから申し上げる内容は、おそらく視聴者の方々も興味があるかなと思って、飛鳥井さんに質問をさせていただくんですけれど、まず典型的、古典的なＰＴＳＤの場合と違い、複雑性ＰＴＳＤ（注２）の場合は一般に言えば、トラウマの原因となったエピソードというのが非常に多数あって、長期間にわたってあるので、まずどういった場面のエ

（注２）本対談の原田の発言中に出てくる複雑性ＰＴＳＤは、①ＩＣＤ-11の基準に基づくものに加えて、②児童への心理的虐待、激しいいじめや暴力的教師の不適切な体罰による被害、過酷なパワーハラスメントなどにより、ＰＴＳＤの三症状カテゴリー（再体験症状、回避症状、脅威の感覚）と自己組織化の障害ＤＳＯの三症状カテゴリー（感情制御困難、否定的自己概念、対人関係障害）がみられる。いわば軽症・複雑性ＰＴＳＤも含めている。

クスポージャーを選んでやっていくのか。その辺の選び方とか順番とかやり方について教えていただけたらありがたいと思うのと、たとえば親子の虐待でもずいぶん歴史があったり、あと、人によれば、虐待＋いじめ＋ハラスメントがあって、いろいろゴチャゴチャある。そういった場合の扱い方、扱う順番でしょうか、まず……。

それから二番目が、これは飛鳥井さんが話の途中でおっしゃってくださって、当然そうだよなというふうに思ったんですけれど、再活性化することで非常に危険が伴うわけですよね。それに対して慎重に丁寧にというふうにおっしゃったかと思うんですけれど、その辺の具体的な扱い方も簡単なところで構わないので、飛鳥井さんから教えていただけると、われわれあるいは視聴者の皆さんも勉強になるんじゃないかと思うんですけれど、いかがでしょうか。

飛鳥井　今のＰＴＳＤと診断がついて通常のトラウマ焦点化認知行動療法を受ける方にも、実際はいわゆるＩＣＤ‐11の定義で見れば、複雑性に相当するような方はたくさんおられます。アメリカの研究者の中には、ＰＴＳＤというのは全部複雑性だということを言う人もいるくらいです。要するにＤＳＭ‐５の考え方は、複雑さの問題というのは濃淡の問題であって、ここまではシンプルここからが複雑性なんて、そんな線引きがはたしてできるのかということなんですすね。

複雑性の要素――虐待・DV・いじめ・災害

本当に単回のトラウマ体験の方であっても、治療関係の中でもちろん過去に虐待歴があるとか、いろいろなトラウマ歴のある方はおられます。多かれ少なかれ、そういった複雑性の要素というものは備えていると思います。したがって、通常のたとえばPEを行う中でも、そういう方は入ってくるんですね。具体的にはたとえばDVの被害者とか、もう十年来、ずっと暴力を受けてきた。それもかなりすさまじい暴力の被害を受けている。それから虐待の方たち、いじめの被害者の方ですね。非常に長期慢性の外傷を受けている、トラウマを受けている方たちも治療をして、これできちんと改善をします。

その場合の扱い方ですけれども、たとえば一〇年間のエピソードだったとしても、それが全部が今のフラッシュバックのような症状に結び付いているということではないんですね。だいたい二つか三つの一番強烈な場面、一番強烈な恐怖とか、一番強烈な無力感とか屈辱感とか、そういったようなエピソードというものは、だいたい二つ、三つでありまして、それを処理します。ただ、長い期間の間にもっともっと数え切れないぐらいいろいろなのがあるんですよね。しかし、一番大きなエピソードを二つないし三つぐらい処理すると、ほかのものも自然に鎮まってきます。全部を扱う必要はないんです。

これは子どものPTSDでも同じで、いま子どものPTSDについては、TF - CBT(注3)というのが、これは世界的にも最も効果があると言われていますし、日本でも効果検証が終わり、いま盛んにいろいろなところでトレーニングが行われていますが、子どものＰＴＳＤの場合は、実は研究グループは複雑性からスタートしている。もともとは虐待の子どもたちからスタートしていますから、むしろ先に複雑性ＰＴＳＤの子どもたちの治療をして、それから、そうであれば、災害とか事故とか、そういう単回のトラウマでも、もちろんこれは効きますよということで、逆の発展の仕方をしてきたんですが、虐待の子どもでもトラウマのナレーションといいまして、トラウマストーリーをセラピストのガイダンスを受けながら自分の言葉で書く作業をします。そのときに選ぶのは、一番本人にとって苦痛が強くて、一番今の症状のもとになっているエピソードを中心にそれを取り上げて処理をします。

原田　ありがとうございます。おっしゃっていただいた内容はよく伝わってきたのですが、扱うことで激しい混乱を防ぐという方策に関しては、丁寧にやっていくということですか。

飛鳥井　いや、丁寧ではなくトレーニングを受けるということです。トレーニングを受けて、必ずスーパーバイザーの下で行います。いまテキストも出ているので、テキストを読んで見よう見まねでやるのは、これはもう駄目です。ことごとく失敗します。

原田　やはり、そうなんですね。

飛鳥井　ことごとく失敗します。よくあるのは、向き合えばいいんですよということで、いきなり外来でそのことを話してくださいと言って、これがいま一番効くのだと言われていますということでやると、ことごとく失敗をします。ＰＥの研修は二四時間トレーニングをしますので、トレーニングをして、それからたとえばＰＥの場合ですと、最初の二例はスーパーバイザーの下で行います。本当に一挙手一投足、指導を受けながら行います。全セッションの指導をします。それで二例うまくいった場合には、ではこれからはお一人でやっていいですよということですね。

（注３）ＴＦ－ＣＢＴ（トラウマフォーカスト認知行動療法）
米国のコーエン、マナリーノ、デブリンジャーらによって開発された、子どものトラウマとＰＴＳＤのためのトラウマ焦点化認知行動療法である。三歳から一八歳の子どもを対象として、子ども面接、養育者面接、親子合同面接から構成され、週一回六〇～九〇分、八～一六週のマニュアル化されたプログラムである。構成要素は「ＰＲＡＣＴＩＣＥ」の頭文字で表される（Ｐ）心理教育：ペアレントスキル、（Ｒ）リラクセーション、（Ａ）感情表現と調整、（Ｃ）認知コーピング、（Ｔ）トラウマナラティブとプロセッシング（トラウマ体験の筆記による曝露と認知処理）、（Ｉ）実生活内でのトラウマリマインダーの統制、（Ｃ）親子合同セッション、（Ｅ）将来の安全と発達の強化である。海外のＰＴＳＤ治療ガイドラインでは子どものＰＴＳＤへの第一選択の治療のひとつとして強く推奨されている。ＴＦ－ＣＢＴはわが国でも Kameoka らがランダム化対照試験により子どものＰＴＳＤへの有効性をあきらかにしている。詳しくは、亀岡智美・飛鳥井望編『子どものトラウマとＰＴＳＤの治療』（誠信書房、二〇二一年）参照。

トラウマ記憶を扱うという治療——効果と副作用

そういうトラウマ焦点化認知行動療法、それからEMDRでもそうですけど、やはりトラウマ記憶を扱うという治療については、必ず効果も大きいですけども、副作用も大きいですから、きちんとした研修を受け、スーパーバイザーの下で行うことが、これが鉄則です。

原田　ありがとうございます。非常に明確に伝わってきます。おそらくその場合、単に言葉のやりとりだけじゃなくて、ノンバーバルな面も含めて、いろいろな面のトータルなスーパービジョンを受けるのでしょうね。面接指導を受ける中でおそらく細かいところまでずいぶんいろいろな指導が入るのでしょうね。きっと、ちょっとした言葉の使い方とか……。

飛鳥井　もちろんポイントとなることは、細かいことまで伝えます。

原田　そうですよね、きっと。

飛鳥井　もう一つですけど、これは名医の治療法ではないんです。いわゆるグローバルスタンダードとなった型どおりの治療法というのは、名医がさじ加減で行う治療法ではなく、誰がやっても適切なトレーニングとスーパービジョンを受ければできるという、その型を身につけければどなたでもできますよというのがまさに型どおりの治療法なんです。それが最も効果的だというものです。

原田　誰でもできるやり方についてのお話でしたが、神田橋さんは、今の話をどういうふうに聞かれました？

神田橋　いや、よくわかりますよ。

原田　本当ですよね。

神田橋　そのとおりだと思います。ただ、現実としては誰もできませんよね。今スーパーバイザーがきちんとそれだけの技量を持っていて、かつスーパービジョンをしてくれる。その人と、かなり密接に連絡が取れているような状況でいる治療者というのがめったにいないので、めったにできないのではないですか。ここに今何人ぐらいの人が来て、視聴者でおられるか知らないけど、可能な方は一割もいないのではないかな、視聴者の中でそういう恵まれた環境の人はね。

だから、とてもそのとおりなのだと思いますが、それより今度はトレーニングというかな、治療構造のあるべき正しい型。その型を踏まえて、そういう恵まれた環境にないわれわれはどう何ができるか。もうそれは、とても、もう手を出さないと言って、バッとみんなが引いてしまうと、困っている人は行くところがないんです。そのことをボクはいつも考えているので。

原田　神田橋さんの今のご発言に関していかがですか。飛鳥井さんは何か。

飛鳥井　本当にそのとおりなんですね。有効性が最も高いと言われるトラウマ焦点化認知行動療法で話をするときは、そんなことを言ったって、受けられないじゃないかと言うんですけれども、ただしこれが一番効果的だというのはもうグローバルスタンダードになっています。日本で研修制度もできています。トレーニングも受けられます。実際に日本人のインストラクターがいます。これはＰＥでも認知処理療法でもＥＭＤＲでも子どものＴＦ‐ＣＢＴでも、もう研修システムができています。それをあとは受けるか受けないかなんです。だから、私たちの問題じゃなくて、それはその段階のものはもう体制はつくっていますよ、教育システムをつくっていますよということなんですね。

神田橋　そうですか。もうかなり確立しているんですね。

飛鳥井　ただし、それでも本当に少しずつ少しずつしか広まってはいかないと思います。ただ、やはりその考え方を知っていただくこと、やはりトラウマ記憶の処理というのが中核的な問題なのだ。それは単に見よう見まねではなく、丁寧に、だけどこういうふうな考え方だなということを理解していただくことは、とても役に立つと思います。単に、いやいや、これはあまりよくわからないというのではなく、記憶の病理があるということを理解していただくだけでも、当然治療者として、そこに共感を持って接するということができるようになりますから、それは大きいと思います。それだけでもだいぶ違うと思います。

複雑性ＰＴＳＤと対人支援の姿勢

原田　高木さん、いかがでしょう。

高木　勉強になりました。私は型無しの代表みたいなもので、そもそも原田さんが何で私を今日ここに呼んでくれたのかなという感じですけど、話を聞いていて、型と型破りの話は面白いと思ったんです。なぜかというと、私、アカデミックな診断とか治療の問題としてのＣＰＴＳＤと、それからわれわれの対人支援の姿勢、精神医学よりももっと広く、これからの時代の対人支援の姿勢の問題にかかわるＣＰＴＳＤというのがあると思っています。私が専門でやっている統合失調症の治療にしても、それから身体障害者の人たちへの対人支援にしても、あるいは貧困に対する対人支援にしても、ＰＴＳＤという考え方、トラウマという考え方が必須になってくると思うんですね。これは当事者にとっても、それから支援者にとってもそういう時代になってきていると思うんです。

ＣＰＴＳＤのＣは私にとってはcommonとかcomprehensiveのＣなんです。もちろん飛鳥井さんがおっしゃるような中核の部分、これを知っているということはぜひ大事だと思うんですけれども、commonな意味でのＣのCommon PTSDというものを中核に据えて、対人支援の考え方というのを鍛えなおしていかんといかんのと違うかなと思って、ＰＴＳＤの今回の本なんかにも書かせてもらっていました。また、その辺の話は後半のほうで広げさせていただくことになると思いますが、中核を押さえていくというのは、それは当然賛成です。

飛鳥井　まさに今、高木さんがおっしゃったとおりなんです。おそらく、後ほどトラウマインフォームドケアとの兼ね合いでもお話しいただけると思いますが、その概念が入ってきました。一つは支援者がやはり、もう少し広くトラウマのことを理解しようとし始めている。それから当事者運動とも、これは結び付いているんです。いろいろな問題を抱えた人、たとえば依存症なんかの人もそうですね。小さい頃からの長期反復性のトラウマというものをバックボーンにして、今目の前にある問題が起きている人たちがいて、その人たちのトラウマを理解した上でケアをしていこうということが、盛んに言われるようになってきたんです。

ただし、そのときにトラウマの問題の核にあるのがやはりトラウマ記憶の問題であり、そこが先ほど出た型の部分になるわけですね。型を理解した上で、しかし今は裾野がどんどん広くなっていますから、そこでどこまで型を崩したり、型破りの方法で可能性を広げていくか。できれば形無しにはならないほうがいいと思うんですけれども、要するに型破りの可能性ですよね。どこまで広げられるかということだと思うんです。

高木　少し補足すると、トラウマ記憶に直接、安易に触れないということは、私も自分の経験から大賛成で、それはそれをやったときは私自身が抜け出られなくなってしまって、結局は患者に害を与えた形になってしまって、自分で引き受けられなくなるような体験というのはあるんです。ですからやはり中核の部分を知り、メンタルヘルスシステムの中のどこがそこを担ってくれるかというのは、これははっきりしておかんといかんと思うんですね。われわれ一般の精神科治療者がそこに紹介というのか、そこに担ってもらえるように。

だけど、そこに担ってもらうまでの、complex ではなく、comprehensive・common なトラウマ記憶、さらにその記憶の繰り返しとか、虐待という一種の継続した育ち、あるいは身体障害を持っていること、精神病を発病したことということを繰り返し、今の社会の中でその人にとっての傷、トラウマとして積み重なっていくようなもの、この全体をわれわれは捉えていかないといけないんだろうなと思っています。

飛鳥井　おっしゃるとおりだと思います。まさに今のトラウマが日常生活の中で繰り返されている。だから、まずこれはＣＰＴＳＤ治療のスタートは、どうやって安全と安心を得てもらうかという、そこがスタートになります。

神田橋　ボクは今の飛鳥井さんの話がやはり一番正当であると思って、それを踏まえておいて、アフォリズムをつくるわけです。どういうアフォリズムかというと、「生きとし生けるものは皆、複雑性ＰＴＳＤである。そして成育の中での自然発生的なトラウマ焦点化治療が起こっているからこそ、何とかまあまあ平和そうに日々を生きているにすぎない」と、一応、型を踏まえた上で一旦やたら拡散させておいて、そして物事を考えていくと、またアイデアが出てくるよというようなアフォリズムをやっています。

このアフォリズムはボク自身の内省にとっては適用可能だし、多くの人を見ていても、あそこの人もそうだな、あの人もそうだなとわかる人もいるし、相当軽い人だとわからないだろうなということを思って、だから本の中に書きましたけど、生病老死の生、この世に生を受けることが第一のトラウマであるというお釈迦さまのおっしゃることが実にそうだと、生まれてさえ来なければ、トラウマはないというふうに思っています。また、後でお話することがあるかもしれません。

PTSDになる人ならない人

原田　どうでしょうか。私はとても共感できるし、教えられるすてきなアフォリズムだと思いましたけど、お二人のご感想はいかがですか。

飛鳥井　これはPTSDの疫学研究でどんなにすごい体験であっても、一〇〇人受けて一〇〇人全員がPTSDになるというようなイベントはないんです。

神田橋　ないですね。

飛鳥井　一番深刻な性被害が一番PTSDの発症率が多いですけども、それでも半分をちょっと切るぐらいであって、必ずPTSDになる人ならない人はいます。逆にならない人は何らかの形でトラウマ体験はしていても、何らかの形でＰＴＳＤにならずに済んでいく。それはもう神田橋さんが言われたようなセルフエクスポージャーをしている方もおられますが、実際にはどうされていたんですかと言えば、自分で考えて、記憶を避けないようにとか、生活が萎縮しないように自分で頑張りました。それで何とかかんとか回復されたという方もおられます。それは確かにそのとおりだと思います。

　しかし、いろいろな原因でＰＴＳＤとなった場合については、そこから自然治癒というのは期待できないわけではないんだけど、人によっては非常に長期間かかってしまうんですね。慢性化する率が高いものですから、本当に長期間かければ、それとなくだんだんと治まってはいく傾向にはあるんですけれども、しかしそれまでの社会的損失が非常に大きい。それまでに学業ですとか就職ですとか、いろいろな周りの人間関係とかにもどんどん影響がでてくる。私は雪だるま現象と呼んでいるんですけれども、最初はＰＴＳＤによる精神的な後遺症だったのが、それがどんどんボタンの掛け違いのようにして生活がうまくいかなくなり、二次的、三次的にいろいろな生活の支障が膨らんでくるものですから、やはり早い段階でＰＴＳＤの問題を解決してあげることは、これはとても大きな意味があると思うんです。

といったようなところが私の感想です。

原田　雪だるま現象というのはすごく伝わってくる言葉ですね。本当にそのとおりだと思いますす。高木さん、いかがですか。

高木　神田橋さんのアフォリズムを聞いて、僕がよく言うアフォリズムは「近寄ってみればみんなおかしい」ですけれども、これは私がビールをつくっている京都。一乗寺ブリュワリーのブランディングをイメージにもしているんですが、もともとがイタリアの精神医療の標語なんです。近寄ってみれば、まともな人、病気でない人はいないという、病気の方に中心を持っていくわけです。その病気をもっと広げて誰でも近寄ってみたら、みんなおかしいところを持っているのだというのは、つまり傷が個性になっているということですよね。

神田橋　傷が個性になるのを居直りとも言う、短く一言で。

高木　だけど、それはずっと連続していて、飛鳥井さんのおっしゃるComplex PTSDでトラウマの中核記憶の中にとらわれている人までが、ずっと連続して社会をつくっているというイメージなんですよね。ですから、どうしてもCはcommonであり、comprehensiveだというふうに考えてしまうんです。もちろん医療としては、ではどこの部分を専門的な医療として扱うのかというのはすごく大事です。専門的な医療が広がりすぎてしまうと、本当は扱わなくてもいいトラウマ記憶をいろいろなところで扱うことになってしまうかもしれない。そういう危うさも抱えている問題じゃないかなと思います。

だからこそ徹底的に中核群も、それからみんなおかしいという人たちまでを一つのスペクトラムとして僕たちは頭の中に入れておかないといけないのではないかなという気がします。

飛鳥井　今高木さんの言われた傷が個性になるとはとてもいい言葉で、それは私からすると、PTSDから回復した人たちの姿です。傷が個性になっているのは。だから回復しないと個性にならないです。つまりトラウマ記憶に向き合い、そこにまた新たな意味を見いだし、そしてもうその記憶に振り回されずに、だけれども自分の中に確かに体験の記憶がある。それは逆にその人の人格的な深みにもなります。

だから、よく私はPTSDの回復した方、もう私よりも全然年齢もはるかに低いような方でも、治ると後光が差しているといいますかね、この人、本当に一皮、二皮、単にPTSDの症状が取れたというだけではないんですね。本当に変わったな、人間として変わったなということを感じます。おそらくそのレベルまでいったときに、本当にトラウマがその人の個性になったということが言えるのではないか。

だから、それが回復していないと、とてもまだ個性とは言えない。あくまでも自分の中で、まだそれを統合できていませんから、個性にはなっていないのではないかと思うんですね。

世の中に役に立たない経験なんていうのは一つもない

神田橋　患者さんに励ましの言葉として常用しているのは、世の中に役に立たない経験なんていうのは一つもないよ。それが先ほどのディスカッションに対する答えです。絶対、大きなトラウマを乗り越えた人はみんなすばらしい人になりますよ。だから、それが楽しみでボクはやっているんですね。

高木　私が飛鳥井さんの先ほどのＰＴＳＤを乗り越えた人の話を聞いて思い出したのは、依存症をやっている先生方が皆おっしゃっていることです。依存症を乗りこえると、聖人君子のような、こちらがあがめてしまいたいような人が誕生すると。私、依存症はあまりわからないのだけれども、アルコール依存症を回復した人だけではなく、ＡＡ（アルコホーリクス・アノニマス）やＮＡ（ナルコティクス・アノニマス）に行っているような人たちで、時々スリップやりながらも生き方を貫いている人の中にもそういうのが見られることがあり、そうすると、中核であるトラウマ記憶に触ることなしに別の回路を通っての回復ということも考えられるのではないかという気がしました、今の話から。

神田橋　なりふり構わずという体験というのはすばらしいものだと思いますよ。なりふり構わずが、直面化を起こしていると思うんです。その状態を可能であり続けた何か条件がきっとあるの。

飛鳥井　今の高木さんのことで言うと、これはもうわからないんです。だから、そこが研究なんですね。いわゆる治療のエビデンスがどうであるか。具体的にはランダム化対照試験をしてトラウマ記憶を扱う、処理する治療と、それをしないノントラウマフォーカスト治療、それを比べると、やっぱり効果の優劣がはっきりしてくる。だから、こちらのトラウマは扱わないほうがいいということは、これは言えません。そういうエビデンスがないんです。なぜ、トラウマを扱う治療法がグローバルスタンダードになったかというと、やはりそこはエビデンスです。この十五年来、エビデンスが確立してきました。日本でも、私も研究をしてきましたけれども、そこですね。

神田橋　話が飛ぶようですが、ずっと暴力を受け続けてきた人がいます。ボクは何人も治療をしていますが、訊くことは一つですよね。それでも、あなたは生きて、今この場にいるじゃないか。何があなたを支え続けていたのだ、それを見つけようよと、いうことを必ず最初に言います。何かがなければあなたは私のところに来るまで生きていなかったはずだよ、そんなにひどいことだったら、とよく言います。それを見つける作業でトラウマのことには触れないです。どんなふうに工夫したか、頑張ったか、誰が助けてくれたか、どんないいことがあったかということばかりを聞いています。

ストレングスモデルの実践

飛鳥井　今おっしゃったことが、まさにストレングスモデルというものですね。最近のトラウマインフォームドケアでも、確かにすぐに直接、トラウマに触ることができないという人たちでも、その人たちでも今サバイブ、生き残っているということは、必ず何か強みがあっただろう。そこに注目して伸ばしていこうという方法、これは一種の型崩しの方法になるんですけど、あるいは型破りかもしれません。

ただし、あくまでも中核にトラウマ記憶の問題はあるだろう。それはわかっているのだけど、ちょっとすぐにはそこに触ることは難しいという場合にでも、その周辺のその人を支えている強みというものを見ていこう、あるいはそこにご本人にもそれに気付いてもらってそこを伸ばしていこうといったような、そういった治療モデルをまさに神田橋さんが実践されているのだろうと思います。

神田橋　それが飛鳥井さんのおっしゃる同盟をつくる作業の一つの、割に普遍的な方法の一つですね。トラウマ体験について何かの希望を持って一緒にやっていくことができそうだという明かりみたいなものをつくっていくという作業なんですね。

原田　高木さんの話を聞いていて連想したのは、今日の話の後半でオープンダイアローグの話も出てくるかと思うんですけれど、ＡＡの発言の仕方あるいは集団の運営方法とオープンダイアローグはもちろん全然別ですけれども、言いたいことを言って、かつ批判を受けない。それから、自分も当然トラウマ的なことも含めて話をするわけですが、ほかの方のトラウマの話も聞いたりして、それで自然に先ほど神田橋さんがおっしゃったトラウマ焦点化治療が生じる。自然にエクスポージャーをして、認知再構成も起きるといったことも、生じている可能性はあるのかなと思います。少しオープンダイアローグと似ている面もあるのかもしれないなんて勝手に思いましたが、いかがでしょうかね。

治療としてのオープンダイアローグ

高木　オープンダイアローグは、その辺を大事にします。もともとのセイックラ（Seikkula, J.）さんという提唱者たちの本を読んでも、実はそこに出てくる症例はよく読んでいたら、これは統合失調症なの？ と思ってしまうぐらい、むしろトラウマティックな体験から急性精神病状態になっている人を対象にしていると思えるんですね。それとオープンダイアローグがそこで一対一の診察関係の中の受け止め方と違うのは、一対一の診察だったならば、治療同盟をつくるというのが最初になるけど、もともとのコミュニティを全部巻き込んでやりますから、本来は自分を受け入れる安心環境がもともとある。でも今はそこに崩れがある、そこに亀裂が生じているのだけれども、もともとそれがあるところ、戻れるところがあるということだから、うまくいくのではないかなという印象は持っています。

原田　ありがとうございます。私もオープンダイアローグの本を読んでいて、確かに統合失調症だろうけど、これが、キングドン（Kingdon, D.）らが言うトラウマ精神病だなというのがずいぶん出ていて、かつそれが見事に治っているので、今回の本（『複雑性ＰＴＳＤの臨床』、以下同じ）にも高木さんに寄稿していただいたのです。神田橋さんにいいですか。振ってみたいんですけれども、聞こえますか。

神田橋　聞こえます。

原田　ありがとうございます。先ほど飛鳥井さんから詳しくトラウマ焦点化心理療法について伺い、下手に介入することの危険性を踏まえ、正式に訓練を受け、適切に丁寧にやっていくやり方を身につけていくのだということを教えていただきました。そういった意味では、私、まったく素人ですけれど、素人ながら結果的に先生が複雑性ＰＴＳＤへの接し方で書いておられる内容ですね。本にも先生が寄稿してくださった内容。まず、相手と相互観察をして、そしてあまり自信を持たずに。「May I help you?」というような関わりをして、とにかく治療者が相手についていく。今まで自分が持っていたいろいろな知識と経験がこの人にも当てはまるかどうかわからないから、パッシブな形でついていき、相手の体験や考えを大事にする。「共に」の姿勢を保ちながら少しずつ関わり、トラウマ記憶を扱う際にも非常に丁寧にして、比較的安全なものから扱いながら先生の「指いい子」の気功や神田橋処方を使いながら、上手に扱っていく。

指いい子の気功や神田橋処方が入ってくる面、違う面はもちろんあるんですけど、そこがまた先生のやり方の優れているところと思うんですけど、結果的にやっていること、危険性の認知を含めて、私は類似性が高いのではないかなというふうに勝手に思っています。こういう私の感想というのは、どれぐらい先生のお気持ちに合っていて、合ってないでしょうか。

治療関係の結び方

神田橋　トラウマ体験を扱うときに、われわれが「扱う」とは、これは人間関係です。しかも、多少ともこちらが保護者で、向こうが保護される側の構造ですよね。だから、その人が抱えているトラウマがそれとまったく無関係であれば、どんどん扱っていいんですよね。震災とかね、空爆とか溺れかかってようやく助かったとか、そういうことはいいんです。通常問題になっているトラウマというのは関係、しかも保護が期待されるような関係の崩壊がある場合のトラウマ体験、そこには愛着障害と呼ばれるものが多いですから、われわれの保護関係によって癒やすということは危険極まりないと思います。

だから、この人は愛着が問題であるのかどうかと、まず診断、愛着の問題をどのくらい抱えているかということが診断の第一で、それがなければ、単純なＰＴＳＤと思ってやってもまあまあ何とかいくだろうと思います。

たとえば、オオカミに育てられた少女みたいなのも大層なトラウマでしょうが、それはオオカミに対して、愛着障害が起こっていなければ、大変だったねということでやっていけるのだろうなと思いますけれども、精神分析が「転移」と呼んでいるような現象が起こらない関係、起こらない病状であれば、心配なくやれます。

ですから最初に立てる治療計画では、われわれが向こうから見て加害者である危険性、新たな加害者となる危険性と、今のところ、向こう側にはその危険性を否定する材料がない、と考えて接近するようにします。そうするとまあまあ大丈夫だと思います。そして、治療者への本人の不信感・不安感は、極めて健康なものであって、本人を今まで支えてきた「経験由来の知恵」であると位置付けて接するようにします。たとえば、「信じない者はだまされないよ」と言ったりするんです。信じさえしなければだまされないよと。

原田　ありがとうございます。ですからトラウマ焦点化心理療法をすぐ何らかの事情で学べない人も、この本に出ている神田橋先生の接し方のところを読んで、何でこうなるのかという意味合いも含めて、しっかり読んで実践してくださったら、ある程度ひどいことにはならない可能性もあるのかなんて、実際私がそういう立場で日々、臨床でやっていますので思うんですが、それに関しては神田橋さん、あるいは飛鳥井さん、高木さんはどんなふうにお感じになるでしょう。

飛鳥井　今おっしゃられた神田橋さんの言葉、まさに複雑性ＰＴＳＤの治療関係の結び方の基本的なことをおっしゃっていただいたように思います。本当にそうです。保護して、保護される関係に入るのが難しい人たちです。治療者としては、そういう保護し保護される関係に慣れていますし、当然治療に来るということは何らかのケアを受けたいということでしょう。ただし、そのこと、そのものが信じられない。また、そこで裏切られるのではないか、また傷つけられるのではないかといったような状態で来られるわけですから、そこのところをきちんと理解し、共感し、まずそこのところからスタートするというところが本当に一番の基本的なことなのだと思います。先ほど言いましたハーマンのフェーズ１（安全の確立）のところのまず出発点なのだと思います。

神田橋　本人の危惧は、ほとんど現実化するというのは、高木さんはいくらでも経験しておられると思うが、ボクもたくさん経験しています。

高木　僕がＰＴＳＤのいろいろな考え方が対人支援の姿勢の問題というところにまで広げて理解すべきだろうなと思うのがそこのところで、特に私がしているのはＡＣＴ（Assertive

Community Treatment 包括型地域生活支援）と言われる、医療中断とか医療拒絶している重症の精神病の人のところに訪問する医療をやっているとそう思うのです。そういう人はほとんどが医療からいったら、それは「拒絶症」だよとかね、それはまったくの「無関心」という症状だよと言われてしまうわけですが、たいがいは医療の経験からくる傷つきですよ。特に統合失調症の方は、今の日本のこの精神医療の中でほぼ薬で最初は大変な目に遭っている。とんでもないジストニアが急に出たのを放っておかれた、アカシジアを放っておかれた、二、三日寝っ放しになった、それから隔離・拘束ですね、特に隔離・拘束に関しては、いったんよくなる人ほど後でものすごいトラウマになっていますね。ですから、当たり前に医療を拒絶しているわけですよ。また、医療に出会うと同じことになる。

そういう患者さんが占めていて、私たちはそうじゃない、僕らは医療を提供しに来たのではなく、あなたが助かるように、あなたがヘルプを出しやすいような人間関係を処方しに来たのだよということを一年、二年かけて伝えていくわけですね。そうすると、今度はそういう拒絶の強かった人ほど私たちといい関係になります、うまくいったときは。もちろん、うまくいかないままずっとの人もいますけど。

緩和医療と複雑性PTSDの問題

神田橋　それはそうですよね。けんかする人ほど、ボクシングが強いとかがあるから、拒絶というのは、一つの対人関係における技術ですから、それを発揮できる人だから、対人関係のもうひとつの技術が発揮できる人に育っていけるわけです。全部ボクはその線でやっています。だから、ADHDの子どもが来たら、みんな小さなトランポリンを買わして、毎日トランポリンを飽きるまでさせる。そうすると神経系の発達にも寄与するだろうと思ってね。あれ、飛び跳ねるのはやっぱりそこからだろうと、毎日やってればだんだんよくなります。

トランポリンはしばらくすると飽きます。飽きたらホッピングです。ホッピングは同じピョンピョンでも場所を移動していきますからね。それも飽きたら一輪車とか、そういうふうにしていくと、ほかの精神機能もよくなりますから、結局治療というのは、ボクは悪いところを探して、そこを治すということではなく、伸びそうなところを探して伸ばすということに転換したほうがいいだろうなと思うのです。

それは特に癌の緩和医療のスーパービジョンをするようになり、ますますそういう感じになりました。癌で死んでゆく人たちというのはひどい目に遭っています。悲観的な、希望がないような宣告をしておいて、死ぬまでの間をどうするかというようなことで。ほとんど癌の緩和医療と複雑性PTSDの治療論というのは、一緒くたにしていいような感じがしますし、もちろん癌の末期で複雑性のＰＴＳＤの潜んでいたものが顕在化する例も含めて、もっと「いいとこ探し」の治療がいいのではないかと思ったりするのですね。また、ほかの先生の話を聞いて、また何か連想がわいたらしゃべります。原田先生に返しましょう。

癌の告知がトラウマになる

原田　今おっしゃった点は、癌のターミナルケアの現状に対して批判的な岸本寛史先生(注4)も述べておられます。今は癌の告知が下手すると、それ自体が複雑性ＰＴＳＤの原因になってしまう。あれはやはりまずいのだ、その後の接し方も非常にまずいのだ、単に症状を取ればいいという、そういう考え方ばかりで、非常にまずいのだということを岸本先生ご自身もおっしゃっています。

神田橋　癌の末期の人は自分の癌の末期に、それこそ焦点化して見つめることができるようになるんです。見つめることができるようになった人は、ほとんど宗教的な境地に近いところに到達されるんです。それをやらないの、医療者も誰もね。放ったらかしです。放ったらかしにする理由は、ほとんどの場合、医療者自身の複雑性ＰＴＳＤをくすぐるからです。無力感をくすぐるからです。そこから逃げ出したい。無力感をフラッシュバックさせる対象から逃げ出して、ニュートラルに自分の気持ちを保つためだ、と思いますね。

やはり患者が葛藤している癌の場合は、患者が葛藤していることに同じように葛藤すると、「共感」と呼んでいい、そうでないものは共感と呼べないだろうと思うんですね。そのような一つの治療観は複雑性ＰＴＳＤを診る場合に使えると思いますね。癌の末期の人というのは、本質的には精神的に健全に生きてきた人が多いので、癌ということに焦点化されていますから、みんな癌の末期の人に学ぶつもりでケアをすれば、自然と複雑性ＰＴＳＤの治療に対しても、共感性が高くなってくるのではないかと思います。脱線ばかりしてすみません。どうぞ、お返しします。

原田　もう少しだけ脱線を続けるとすると、岸本先生はそういう無力感も、もちろん彼もお持ちだろうけど、先生のおっしゃる「共に」の姿勢をずっと保ちながら関わっているし、先生がその前におっしゃった相手のいいところを引き出していく。表現療法的なやり方を通して、相手のいいところを引き出しながら、上手に支えていって、最後、先生がおっしゃった死というものもちゃんと受け入れていくようなプロセスをつくっておられて、先生がおっしゃるとおりの内容を岸本先生は実践なさっているなと思います。

（注４）興味をお持ちの方は、次の著作を参照されたい。岸本寛史『がんと心理療法のこころみ――夢・語り・絵を通して』誠信書房、二〇二〇

神田橋　ボクは岸本先生の著書と、それからもう一人の何とか先生、ちょっと名前が今日は出てこない先生の著書を頂き、とても勉強になります。

原田　あと、その前に出た拒絶の話題に関しては、昔から先生、統合失調症の有名な自閉論の次に拒絶の能力をつける論文を書いておられますよね。あれは本当にいい論文で。

神田橋　あの少し後、柔らかに工夫したのは『心身養生のコツ』の中に「バリア再建」というのをかきました。自閉のことをやっていて、統合失調症の人はバリアがないこと、ボクは人のバリアが見えるものですから、バリアがないなと思って、バリアをつくるのをしてあげると、対人緊張がずいぶん減ります。やり方を書いているので、もし患者さんに勧めてあげたら、わずか数秒で、数秒ではない数分で、練習で、「ああ、楽です」と言う統合失調症の人は結構います。

原田　確認ですが、バリアがほころんでいる人は統合失調症だけではなく、たとえば今日の話題の複雑性ＰＴＳＤもまさにそうですよね。

神田橋　そうです。まったくそうです。

原田　そうですよね。だから、イメージ的にはバリアがほころんでしまっているから、人のいろいろな態度とか言動が直接刺さるんですよね。それがバリアができると、少しスルーしやすくなる感じ、跳ね返せるような感じ。確かに、おっしゃっているようなことは患者さん、当事者の方が言います。

神田橋　やはり困っているときは援助を求めるので、援助を求めるとバリアが消えるんですね。しょうがないですね。「求めよさらば悪いものが与えられん」です。

原田　いかがでしょうか。前半は複雑性PTSD概念の重要性ということに焦点を当てて、いろいろ話してきているんですけれど、もしよろしかったら、これは確認作業になってしまうと思うんですけれど、複雑性PTSDがそれだけ単独であって、それでいろいろなご本人の苦労と関わりがある場合が多いのは確かですが、先ほど出た雪だるま的にほかの病態が背景にあり、その病態の遷延化、重症化につながっている場合も結構あると思うんです。それを少し確認して、ほかのいろいろな病態に複雑性PTSDが深く関わっていて、そういう症例と出会ったときには複雑性PTSDの観点をこちらが考慮した上で、診療をやっていくといい場合があるという話を少しよかったら、してみたいと思うんですけど、いかがでしょうか。

神田橋　ぜひ。

原田　よろしいですか。

神田橋　やはりこうした議論は、一般医療に少しでも寄与できるということ、関与できることが大きな意義です。

パニック障害と複雑性PTSDの関連

原田　ありがとうございます。まず神経症圏、不安障害圏からいきたいと思うんですけど、従来、複雑性PTSDと一番関連が指摘されてきたのが、おそらく解離かなと思うんですけど、ただ解離以外にも、ほとんどの神経症、不安障害はいろいろ関係があり、たとえばパニック障害がありますね。あれも単に生活に無理があり、脳が慢性的に疲れていて、そしてああいう発作が出ており、生活の習慣の見直しと抗うつ薬の服用が有効な場合も多々ありますけれども、同じぐらい背景に複雑性PTSDのようなものがあり、トラウマ記憶の活性化に伴ってパニック発作が出てくることが結構多いと感じています。特に神田橋さんはそういうご経験を多くなさっていると思うんですけれど、パニック障害と複雑性PTSDの関連についての印象はどうでしょうか。

神田橋　ボクはフラッシュバックがある人は、脳を眺めていてわかるものですから、見てわかるものですから、それで新しい本に新しいトラウマの気功を出しているので、よろしかったらご覧になってください。（『心身養生のコツ補講50』岩崎学術出版社）ほとんどのパニックの人は、「パニック障害」ということで抗うつ剤がよく効きますからその治療がうまくいっている人は、私のところにはもちろん来られません。ボクのところにはよそでうまくいかなくて、来られる人ばかりですから、来られる人は九割までトラウマのフラッシュバックです。

診断は簡単です。「突然、ワーッとなりますか」と聞くのですね。「突然、ワーッとなって昔のことやらを思い出してワーッとなりますか」と聞き、本物のパニック障害の人は、やはりうつ的な脳が基盤にありますから、パニックが起こったときと起こっていないときとの間が別世界のようには、本人は感じておられません。来るぞ来るぞというふうな感じだったり、予兆があったりします。そういう人はボクのところには来られません。

いずれにしてもパッと見れば一秒でわかるので、対処法を「やってみる?」と言ってすれば、一~二分してもらうと、「ああ楽だ」と言いますから、そのときにトリガーになったこと、それからもともとのトラウマのことについては一切聞きません。「どんな過去があるかボクは知らないけど、過去が思い出されてそうなるのが、この病気の特徴だから、自分ではわかるでしょう」と言ったら、「はい」と言って、「では話さないほうがいいね。毎日やりなさい。一週間したらまたおいで。それで薬を決めよう」。

それで次に来たときは、いま飲んでいる薬をずっとのけていくだけです。なぜそうするかというと、来たときは一見、トラウマによるフラッシュバックだけだと見えても、ほとんどが複雑性PTSDを抱えていると思わなければいけませんから、用心をしておく。人間関係によって治療をするところを全部排除して、方法をただ伝授するという民間療法的位置を保つようにしています。あとは薬をのけていく。

次は何をやるかというと、いま二、三回ここに来院して、それでかえって悪くなった点はないかということを聞きます。それがすごく大事です。だって治療というのは、不自然なことをやっているわけで、映画を見に行くのと違うのだから、害も受けるからね、害を受けんような治療でないとつまらんじゃろうと言って、それでもう少しこうしたほうがいいじゃないかとかいうような、本人の治療に対する注文が出てくれば、もう丸です。治療は順調にいっています。

マイナスの注文であろうと何であろうと、注文が出てくれば、させられ体験として注文をするという体験はほとんどありません。ですから注文が出てきたり、苦情が出てきたりしたら、あっこれで少しばかりは主体が回復したなと思って、その主体と同盟を結ぶことにして、苦情があればそれは早めに、「あんた。これはいやだというのを途中でもいいから、言ってくれれば助かるで。副作用も言わずにずっときちんと薬を飲んで、ひどくなってから来る患者さんが時々いて困るんよ」と言って、治療の副作用の話をしたりします。

そうすると少しずつ少しずつ、本人が自由に不安のない範囲で問題を提起してくれますから、害がないようにやっていくと、割にうまくいきます。つまり、治療はすべて、方針はただ一つ。どれだけ健康な部分を増やすか、です。どれだけ病的な部分を減らすかではないです。だんだん年を取るとそんなふうになります。後でまた高木さんとの間で話したいことがありますけど、また、それは後で。

原田　ありがとうございます。今のお話を伺って、飛鳥井さん、高木さん、いかがでしょうか。何かコメントとか、ご質問とかはありますか。飛鳥井さんでも、高木さんでも。

神田橋　全部、飛鳥井先生の基本的におっしゃった治療論とまったく矛盾しないんです。全部それはボクの頭の中で踏まえた上で、今のことをやっているつもりです。時期を見ているとかいうようなことだったりします。だけど、ボクはトラウマ焦点化治療はやっていません。形としてはやっていません。これは自然に人生の中で本人がやっている部分がたくさんあり、そのおかげでわれわれは何とかこうしてまともなようなふうに生きているのだと思い、そういうものは自然に起こると思って、ほとんどの人がそれでいけると思っています。

いっているかどうかはわかりませんが、本人がいいとかいっていると言うから、まあいいんじゃろうと、長い人生かかってトラウマ焦点化で乗り越えていくという自然治癒プロセスが進んでいけばいいので、ちょっと無理なようだったら、専門家に紹介することはありますけど、それは年に二例か三例ですけどね。八〇パーセント、九〇パーセントはボクのやり方で何とかものになり、さあ三年ぐらいで何とかなります。

何とかなるというのは、つまり、まあしばらく自分だけでやってみますというような感じにはなるぐらい。われわれの人生もみんなしばらくやっていくだけだと思い、じゃあいいや。そのうちボクのところに来たとき、もうボクが死んどるかしらんけどと言ったりして、別れる人がたくさんいます。全部、今の科学的につくられたものは、全部頭の中に置いてそれには矛盾しないようにやっているつもりですけどね。

原田　いかがですか。飛鳥井さん、高木さん、何かございますか。

飛鳥井　トラウマ焦点化治療はオールマイティではありません。つまり、それがなかなかすぐに導入できなかったり、場合によってはもちろん効果がない方もおられます。ほかの治療法と比べ、有効性は勝るんですけれども、それでもそれがうまくいかない方は決して少なくはないんですね。その場合にどうするか。実際私の臨床でも、この人はちょっともう、そういうトラウマ記憶に切り込むような治療はすごく難しいなという方の場合は、通常の支持的なカウンセリングでそれこそ年単位で続けることもあります。

ただし、そうは言いながらも要所要所で少しトラウマ記憶の問題を扱ったり、それからちょっと否定的な認知の問題を扱ったりといったようなことで、ゆるゆると進めていくことはあるかと思います。ただその場合の治療関係の結び方というのは、まさに神田橋さんが言われたような形で、少なくとも安全・安心が保てて、そしてこちらがきちんとそのことの、この人の病理の中核は何かということをちゃんと理解した上で治療を進めていくということになるかと思います。実際はおそらくそういう形で治療を進めるしかないという方も少なくはないと思います。

高木　僕は先ほども言ったように、重症の精神病の人をずっと診ている、そこばかりを診ている立場です。なので、飛鳥井さんのおっしゃるＰＴＳＤに関しては、中核のトラウマ記憶がやっぱり治る中心であるというのは、それはそうだろうと仮定していいと思います。飛鳥井さんが思う以上に、きっと本当は効くのだと思います。そういうふうによく効くものだと思っておいていいと思うんですけど、それがちゃんと現実に効くような治療に適した環境が今の日本の医療体制の中にないんです。そう思うのは神田橋さんがずっとおっしゃっているように、今医療にかかっている人は特にだろうけれども、そういう人の中の傷つき体験の大きな原因は医療そのものにある。

医療が人を裸にしちゃって、せっかく保護している皮をむいてしまうんですよね。医療がとても傷つきやすいものを、隔離・拘束の問題とか、最初の精神病の急性のときの強制入院の問題があって受け止められない、そういう自分のつらさが受け止めてもらえない問題とかがいっぱい重なっていて、きっとトラウマ記憶を扱うところまでいけないものがほとんどだと思う。それをちゃんとできる医療を組み立てたら、トラウマ記憶そのものは今あるＥＭＤＲとかで、本当はもっと処理できるものではないかと、そんな気がします。

神田橋　世の中が何でこんなになってしまったのかしらんけど、それに困っているの。ボクが一つ困るのは、内科の病気の人は糖尿病とか慢性腎不全の人なんかが、ボクのところに来ると言うんですよね。ボクはわからんと言うんです。糖尿病のことは新しいことは何も知らんからね。来ると診ないわけにいかんしね、しょうがないから、うちの内科の先生に相談しながら、「先生こんな検査成績ですが、何かいい薬はありますでしょうか」と言って、ばかみたいだね。それは、いま高木さんがおっしゃったように、結局、みんなちょっと悪い、言いすぎで言えば、みんなエビデンス・ベースドで内科医がやるものだからね。駄目なんだね。

高木　エビデンスの問題もあるし、やはり医療の環境。トラウマについて言えば、たとえばヴァン・デア・コルク（Bessel van der Kolk）なんかを読むと、本当に神田橋さんの言うトランポリン遊びまで全部を含んだトラウマセンターでの治療なんですよね。本当はそういうものが要るんだろうと思う。トラウマを入り口にすることができたら、非常にいい医療にたどり着くことができる、問題がトラウマじゃない人でも。

神田橋　ベルトコンベア式の医療システムは今も行われているのですか。ここまではこうやって、次は何々をやって、それからこうなって、最後は緩和医療にいくとか、とても流れ作業で経済効率がいい。そのたびに主治医が代わるのだから、たらい回しじゃないね、あれは流れ作業というのだろうな。一時はやりましたでしょう、何とかというのが。忘れた。今も行われているのかな。もちろん精神科ではありませんよ。何とか言ったな。忘れたな。先生、知らない？　原田先生知らない？　何とかという。

原田　それに当たる言葉は存じ上げません。

神田橋　一時、盛んに喧伝されたことがある。

原田　基本型は今もそうだと思います。大きい病院では。

神田橋　こうやってね、それで次、はい、次はこっちの科でとか。

対人恐怖・強迫の背景にある複雑性ＰＴＳＤ

原田　すみません。話をちょっと戻して、複雑性ＰＴＳＤの重要性を考える上で、神経症のいろいろなものと関わりがあることに触れてきました。とりあえず解離とパニックを挙げたんですけど、対人恐怖、社交不安症はわかりやすいですよね。複雑性ＰＴＳＤがあれば、当然他人は怖いし、自分に自信が持てなくなるし、人間関係で非常に緊張する、そしてそこで萎縮して回避しがちになる。対人恐怖の関わりは、わかりやすいと思うんですけれど、強迫もかなり関係が深いと私は思っています。たとえば確認強迫で説明すると、ある人が何かちょっと失敗すると、ものすごく親から叱られる、あるいはハラスメント的な上司から強く叱られる。そうすると私がつくってみた言葉では、失敗恐怖、叱責恐怖、それが形成されてしまい、絶対に失敗できないと感じるようになる。それで確認強迫になってしまう人は、私は多いと思っています。

あと、一般的には不潔恐怖のカテゴリーで見られている人にも、実は背景に複雑性ＰＴＳＤがある人がいて、たとえば虐待をした家族あるいはハラスメントをした上司と直接触れるのはもとより、間接的なタッチも絶対にいやだという場合。触れそうになると、それを避けるし、触れたと思うとずっと手を洗っている。オキシドールで消毒をする人が結構いて、それは一見不潔恐怖に見えるんですけれど、通常の不潔、排泄物が汚いとか、アスベストが怖いとか、放射能が怖いとか、コロナが怖いとかではなく、自分が非常に嫌がっている、忌み嫌う、あるいはおっかない存在との接触を嫌う意味で、接触恐怖という言い方をしたほうがいいのかなと思っています。通常の治療で治らない強迫性障害の背景には、こういうトラウマ体験がある人が結構多いんですね。

また加害恐怖も多くの方の背景に複雑性ＰＴＳＤがあります。平和な環境で育ってきた人は、加害的な雑念、侵入思考を体験しても、実生活での経験が少ないので、あまりこだわらないで流しやすい。一方実際に虐待を受けるとか、いじめを受けるとか、ハラスメントを受けるという人は、実体験として攻撃する、されるという体験が非常に豊富にありますから、そういう雑念を覚える機会が多いですし、それが出てきたときに過度に重要視してしまい、それを回避したり、強迫的におさえこもうとすることで加害恐怖になってしまう。そういう人は非常に多いと思います。

あるいは縁起強迫というのがあるんですけれど、縁起担ぎですね。縁起強迫の人も私の実感では、縁起強迫をやる人でトラウマ体験のない人はほとんどいないぐらいです。平和な環境でのんびり育ってきた人は、何かいやなことがあっても自分で何とか乗り切れるという思いがあるので、縁起担ぎを必要とする人はそんなにないんですよね。だけど親から殴られるとか、学校ですごく陰惨ないじめを受けると、ああいったことが絶対起こりませんようにと縁起を担いでどんどん悪循環にはまる人は結構多いような気がしています。

神田橋　そういう縁起担ぎの人だったら、どこから手をつけるのですか。

原田　本人がやれるところからです。現実曝露で言うと、たとえば四がいやだという人で、品物を四つ買うのはいやだけど、電車の四号車に乗るのはできそうだという場合、四号車に乗る練習をしてもらいます。あるいはイメージ曝露といって、四という言葉を書いたりする。あるいは「生活をしていて、こういう場面で四という数字と接して、私はとても怖いが、今までと違って強迫行為をやらないで我慢しようと思うので、私はとてもつらい」……、こういう文章を書いて繰り返し読むと曝露が起きるんですね。それが準備運動になり、実生活で似たような場面で強迫行為を我慢できるようになることがある。あるいは「神社の前を通ったときに、神仏を冒瀆するような言葉、『神様のばかやろう』とか、そういうのが浮かび、私はいつもどおりそれを、『あっすみません、今のはなしにして下さい』と言って、そしてちょっと戻って、また通り過ぎてそのときは、『いつもありがとうございます』と言う。本当はそういう強迫行為をやりたいけど、それをやると病気が悪くなるから、私は我慢しようとするけど、とても怖い」……。こういう文章を書いて繰り返し読んでもらうんですね。

そうすると、これが準備運動になり、実生活で強迫行為を我慢することができるようになる場合があります。

気分障害と複雑性PTSD

トラウマ体験が深く関わっているのは、気分障害もそうですね。うつ病にしても、気分変調症にしても、バイポーラーII（双極II型障害）もそうだと思います。あと、統合失調症も先ほどオープンダイアローグの話が出たように、かなりトラウマ精神病的なものがあります。あとパーソナリティ障害は、境界性パーソナリティをはじめとして、かなりオーバーラップがあります。発達障害、依存症ももちろんそうですね。

ごくかけ足で見てきてしまったんですけど、本当にいろいろな精神障害の背景にトラウマ体験があり、それをふまえて病態を診る、あるいは治療を考えていくことが必要な場合は、私は多いのではないかと思っています。いかがでしょうか、皆さまのご感想、ご意見は。

神田橋　そうですね。どういうことで双極性障害の波が出たり、へっこんだりするかというのは、なかなかわかりませんものね。もちろん生理と関係してとか、そういう場合があることはあるけれども、ほとんどの人はわかりませんものね。だから、やはりそういうものがトラウマと関係して、フラッシュバックと関係したりしていることがあるのでしょうね。そこまで思って診ると楽しいですね。

ボクは自分できっかけを探しなさいと。双極性障害はきちんと薬を飲まないで、自分で加減をするようにした人は、みんな悪くなるというふうにエビデンスが出ているのだけど、ボクのところでは、自分で薬を増やしたり減らしたりする訓練をするのですね。だから、でもみんなそんなに悪くならないですね。だんだん薬を持っているだけでいけるようになる人がたくさんいるから、そのほうがいいのだろうと思うんだけど、そのときに一つ、トラウマを考えてみましょう。

原田　蛇足ですが、一般的に薬を患者さんが飲まなくなる背景に、医者の説明に対し不信感があったりして手加減をして飲まなくなる場合と、先生がむしろいろいろ説明をして、自分で調整をしてごらんと言って増減するのは、意味合いが全然違いますよね。

神田橋　違いますね。

原田　そうですよね。

神田橋　ボクはどういうことをヒントにしてあなたは薬を調節したの。後学のために教えてよとかいって、それを参考にして、次の患者にこういうふうにして薬を調節した人がいたよとか言うのです。それは何かというと、単に情報が伝わって行くという意味ではなく、自分と同じことをやっている仲間がいて、その中に成功例の先輩がいるという情報になると思うのね。

原田　シェアード・ディシジョン・メイキング（ＳＤＭ）の自助グループ的展開ですね。神田橋さんがずっとなさっている。いかがでしょうか。飛鳥井さん、高木さん、何かありましたら。

飛鳥井　原田さんの話を伺ってそのとおりで、おそらく小児期の逆境体験というのがいろいろな精神疾患のリスクファクターになっているのですね。これは単にＰＴＳＤとかＣＰＴＳＤの範囲を超え、小児期の逆境体験は明らかにいろいろな精神疾患のリスクファクターになっていますが、ただ、それが原因とまでは言えなくても、少なくとも症状経過を修飾する因子となっていて、そういう体験が背景にある人については、それに対し適切に、それを治療の中でうまく何らかの形でケアすることにより、病気の経過もいいほうに向かうことができるといったような意味ではないかと思っています。

原田　ありがとうございます。原因とまでは必ずしも言えないというのはご指摘のとおりです。

神田橋　今飛鳥井先生のおっしゃった臨床的な、難治性のものに幼児期の愛着体験が一枚かんでいるのは、ボクもそのとおりと思いますが、ボクの理屈付けは違っていて、幼児期の愛着体験というものがすべての自然治癒機制の要因になり、要素になっていて、それが悪い人は何の病気も自然治癒がなかなか起こらない。どうしてかというと、少なくとも精神科的な病気の自己治療の基盤にあるのが退行であり、平和な幼児期状態への退行が、治癒機制であるという考え、これはもうずっと持っています。退行治療のための備蓄があるかないかということで、いろいろな困難を乗り越えられたか、乗り越えられなかったかということが決まってくるのだと思っています。

全部そういうことで、今の育児の問題だと思うんですね。育児が、ネコがネコの子を育てるような、あるいはペンギンがペンギンの子を育てるような育児が行われていないことが問題だと思います。

精神疾患のリスクファクターとしての小児期の逆境体験

原田　神田橋さん、もしかすると飛鳥井さんがおっしゃったのは、小児期の愛着体験ではなく、小児期の逆境体験とおっしゃったように私は聞こえました。

神田橋　そうです。逆境体験です。

原田　それは伝わっているのですね。ごめんなさい。

神田橋　逆境体験というものが愛着障害の原因になるという。

原田　そういうことですね。失礼しました。わかりました。高木さん何かありますか。

高木　統合失調症について言えば、私は統合失調症の一番いい治り方というのは、しっかりした二重見当識を持つことだと思っています。たとえば僕に対し被害妄想みたいなものを持っていても、それが宇宙の僕だったりするから、現実の関係にはそんなに影響しないんだけど、トラウマ体験や医療でひどい目に遭った人は、やはりそこが現実も侵襲的になっているから、ごっちゃになってしまうのですね。現実との葛藤から逃れられないような、そんな感じになっている。だからこそ余計、その現実で安心できる環境が必要になるんです。でもそういう人は現実と葛藤するから問題を起こしてしまうので、ますます安心できない環境に放り込まれていくという、そういう悪循環が起こっているのですね。

先ほどの病因論との関係で言えば、いわゆる急性精神病で何回繰り返してもすぐによくなる。すっかりよくなってしまうタイプの人は、たいがいはものすごい気負いが強く、何かに常におびえているのだけれども、気負いが強く特攻隊みたいに一つのテーマに突っ込む生き方をするじゃないですか。その中で行き詰まってしまい、すべてご破算にしないとやっていけないという感じになり、急性精神病を発病するのですね。だから環境から離れたら、薬とかは関係なく、本来はピシッと治ってしまう。でも、また同じことをやってしまうんですよ。
そういう人をたくさん診ていると、それからその人たちが、僕はあまりよくわからなかったけど、性同一性障害を持っていることが多いと昔の精神病理学の中ではよく言われていた。おそらくそこは何らかのトラウマが関係しているのではないか。家族がすっかりなくなるとか、まったく違う土地に行くとかするとよくなってしまう、繰り返さなくなってしまうというタイプの急性精神病の人っていたのですよね。今はそういう人がもしかしたら、別の形になっているのかもしれない。

原田　一般論ではありませんが、性同一性障害がある人は特に以前だと、それこそトラウマ的な逆境体験的なこと、マイクロアグレッション的な経験も多いでしょうから、そこで傷つきその中でとにかく突っ走るという生き方を、自分の対処行動として身につけ、それが破綻を来すのはわかりやすい気はします。

神田橋　それは、パデル（Padel, J.）先生がボクにおっしゃったのは、性同一性障害の人は勇気を支えにすることが多いね。勇気を自分の支えにすることが多いよとおっしゃった。

原田　パデル先生とおっしゃったのですね。

神田橋　はい。パデル先生。

原田　視聴者の方に申し上げると、神田橋さんのお師匠さんで、イギリスの著名な分析家ですね。パデル先生。

差別、戦争・軍隊が複雑性PTSD的な現象を生みやすい

複雑性PTSDの重要性を更に考える上で、もう少し話題を広げてもいいですか。よろしいですか。

これは個人的な見解ですが、複雑性PTSDがこんなに世界中で、特に現在の日本で蔓延してしまい、いろいろな表現型を輩出していて、本人も家族も教育関係者もわれわれもみんな困っている。それにまつわるいろいろな報道が連日のようになされているのは、本当に憂うべきことですが、個人的にはその歴史やルーツに関して、われわれ、そういう人たちと接する人間もある程度認識しておき、心理教育等を行う際にわかりやすい形で伝えていくことにある程度意味があるのかなと思っています。

これも個人的な見解ですが、複雑性PTSD的なものが出てくる背景にはいろいろなものがあるんですけれど、代表的なものの一つは差別の問題、もう一つには軍隊、戦争の問題があります。激しい差別が、たとえば人種差別、身分差別、宗教による差別、先ほど出た性の同一性にまつわる差別であるとか、いろいろな差別が複雑性PTSD的な現象を生みやすいプロセスはわかりやすいと思います。あからさまで激しい差別行動や、マイクロアグレッ

ションの蓄積の影響ですね。

　それから、軍隊では戦争以外のときでも、特に日本軍では、先輩が後輩に理不尽で過酷な暴力を振るうことが日常的にあり、それが複雑性ＰＴＳＤを生む。平時の軍隊における激しい暴力—複雑性ＰＴＳＤと関連が深いと思われるレポートを、一九三八年に日本の憲兵司令部が行っています。その報告によると、日本の軍人の自殺率は世界一であると推定されています。特に学校の先生になる人たちは、普通の人が、兵役が二年のところを半年で済む、それが癪だということで、特に暴力のターゲットになったらしいのですね。小学校の先生になる高等師範学校の人たちが、半年いる間にやたら殴られ、そして複雑性ＰＴＳＤ的なものを持ち、自分の職場、家庭に戻ってから家族を殴る、生徒を殴る。家族、教育の場でこういったものが広がっていった可能性ですね。あと、当然戦争は、古典的なＰＴＳＤや複雑性ＰＴＳＤを生み出す宝庫で、特に日本は戦争を起こして負けたわけなので、その中で沖縄の地上戦、原爆や大空襲を含めいろいろな経験があり、それが世代間でどんどん広がってしまっている。そういったことをある程度、われわれも認識して、かつ伝えることに意義があるのではないか。

　更に、自分が被害を受けたその相手も同じようなものを持っていることを知ることで、ある程度、全体像がわかっていくといいのではないか。ルーツにあると思われる差別の問題だとか、それから軍隊の暴力であるとか、戦争であるとか、そういったことがもたらすいろいろな悪影響の中に複雑性ＰＴＳＤをつくって広げてしまうこともある。それが人間の幸せにとって非常にマイナスに働くのだ。こうしたことを知ってもらうことに、それなりに意味があるのかと個人的には思っているんですけれど、皆さんはいかがお考えでしょうか。

文化の伝承――トラウマのパラドックス

神田橋　次々にぶん殴ったりするとか、ああいうものは全部文化の伝承であると思っています。文化の伝承は、それは生物として人類に付与されているもので、文化というものは危機的な状況であればあるほど、文化が正確に伝承されていくことになるはずだと思っています。それはフラッシュバックの成因とどこかでつながってくるものかもしれませんが、そうでないと、たとえば震災のときの、さあ逃げるぞと津波を避けて山の上に行くようなのを自然にたくさんの人が覚えることができるためには、ぶん殴るという習性がみんなが身につくのと同じような、そういう伝承能力がなければできないだろうと思います。

だから、今の社会というものが伸び伸びと不安の少ない生命体の活動範囲が広いような場面ばかりであれば、危機対応を含め複雑な文化は伝承されずに、割に単純な習慣ばかりが伝承されていくので、それが今の文化のありようにとっては必要なこと。あまり人のことは考えないとか、人に対しては非難をするだけというようなのが、今後必要な世界になっていくんじゃろうかねと。自分はもう、そのときは生きていませんから、それでいいのだろうと思います。

法律の数もどんどん増えていきますから、法律の数が増えていくことは窮屈になるわけですから、そこでまた何かが起こってくると、また法律が増えどんどん窮屈になるので、それに窮屈を嫌う個体は、「俺たちは町には住めないからに」と、窮屈ではないところが好きという意味だと思うんですね。俺たちは町に住めないからという集団では鉄拳制裁というのは、おそらく伝承されていかないだろうと思っています。

オリンピックを目指してとなると窮屈ですから、そういうところでは、コーチによるいじめはきれいに伝承され、オリンピックで優秀な成績をあげた人がその次はコーチになり、また次の人をぶん殴ることになっていくんですよね。普通に泳ぐのが楽しいという文化では、そんなことは起こらない。やはり何か必要な外的条件があり、そこで生き延びるのに適した答えとして「ぶんなぐり文化」を覚え、次の世代に伝承していくのではないかと思います。

ペシミスティックですね、考えが。

高木　僕は「トラウマのパラドックス」と自分では呼んでいるんですけれども、トラウマって本来、過去のものじゃないですか。過去のものが今の自分に影響をするので、その過去のものだからこそ今の自分への影響が、自分が主体的にコントロールして、トラウマにするかしないか、いわゆる「無意識」にせよできるはずのものだったんですよね。それは戦争体験もそうだったと思うんですよ。

本来、道徳で人間関係の中で処理してきたものが「法律」になる

ところが、トラウマということが、今現在のものになってしまっているんです。常に今やってくるものがトラウマだ。これが私のトラウマになる、将来。だから私は駄目になってしまうというように。将来トラウマになるはずのものが、今現在のトラウマになってしまうから、自分がそこで主体性を発揮できずに自分が常に環境に対して受け身になってしまうんだね。被害的に物事を受け取るという意味ではなくても、文化の全体がそうなっている気がするんですよ。その代表が、神田橋さんが今おっしゃった法律がやたらと増えるというのがそれですよね。

本来、道徳で人間関係の中で処理してきたはずのものが今は法律になるんですよ。つまり、道徳が処罰になってしまっている。何か僕たちの生きている時代全部がそんなふうになってしまっている気がする。常に傷におびえている。その傷におびえている自分が傷を持っている人と関わるという、僕が今回の本にも書いた対人支援者の傷つきという問題にす

ごく結び付いている。そんなふうなことを考えている。

原田　おっしゃっていることは私なりに理解できるし賛成です。おっしゃったことは、この本にも出てくる成田善弘先生の総説にも出てくるのですね。そういった傾向、世の中の傾向があり、それをあまり助長するのもいかがなものかと成田先生は書いていて、私も賛成です。この問題の背景にも、やはり昭和の道徳、昭和の空気のどこか粗いところ、非常に不十分なところがあり、それがいろいろな問題をずっとつくってきて、それが看過できないところまできてしまったので、こういう法律にして窮屈にしていく面もあると思います。先ほどの神田橋さんのお話の中で、窮屈なスポーツの世界での暴力という例が出ました。確かに、日本のプロ野球や高校野球では、今も暴力事件が報じられることがあります。しかし海外ではこういう現象は少ないようで、外国のスポーツ関係者がこの種の醜聞をきくととても驚くそうです。従来の慣習、道徳で全部うまくいっていたのかというと、私はそんなことはないと思うのですが。

神田橋　世の中はボクが小さい頃は、もっとルーズだったのではないかと思いますけどね。ボクらは「朕思うに屁をひった、汝臣民臭かろう、ギャーッ」とか言って遊んだり、教育勅語を読まれると、そんなのをキャッとか言って喜んだりしていましたけど、今ごろの子どもはそういう余裕ないね。かわいそうだ。

今の高木さんのおっしゃったことはすごく大事なんですね。トラウマって個人的なもので、過去のもので、むしろ考えようによっては、体験としての資産でもあるはずのものがそんなものではなくなってしまい、全部トラウマ。千日回峰なんていうのは、ようあんなトラウマティックなことをするわと思うけれど、あれで尊敬される存在になるのだから、トラウマとは修行と思えばいいんだけど、人からさせられたらかなわんですよね。自分で自主的にやれば、千日回峰なんていうのは大したもの、偉業ですよ。あれ、みんな義務化され、されたらかなわん。

原田　飛鳥井さん、聞こえますか。

飛鳥井　聞こえます。先ほど高木さんがおっしゃった本来トラウマの問題も、何らかの過去のトラウマ体験が今の自分のメンタリティに影響しているというのは、それはトラウマのもともとの考え方だったのが、それがもう、これもトラウマだあれもトラウマになるのではないかということで、広がってしまっているといったような問題が危惧されているといったようなことで、そういったような理解でよろしいでしょうか。そういうことですよね。

あらかじめ傷つきやすい私というのが原型になっているのですね。それはよくもあり、悪くもあると思うんですけど。ＰＴＳＤという概念が日本に導入されたときもまったく同じ問題があり、最初はそもそもＰＴＳＤなんていうものが日本にもあるのかといったような話から始まり、しかしいざ導入されると、とにかくＰＴＳＤが大はやりで、あれもＰＴＳＤこれもＰＴＳＤと逆に振れるようなことが起こりました。しかし、その中できちんともう、かなり型にはまった診断をして、この範囲での病理の問題として扱い、それで治療論も考えようということで、だんだんと整理されてきたので、おそらく今度、複雑性ＰＴＳＤということが導入されたときも、同じ現象が起きることが十分考えられます。

つまり、あれも複雑性ＰＴＳＤこれも複雑性ＰＴＳＤという概念が広がってしまうわけです。そうするとそれに対し、ではどうやって治療的アプローチをしようかといったようなことがなかなか難しい。皆がそれぞれいろいろな思いで複雑性ＰＴＳＤという言葉を使っているので、一体それぞれが何を見ているのかというのがわかりにくくなるといったようなリスクはあると思います。

したがって今後、やはり複雑性ＰＴＳＤが定着していくためには、また先ほどの型の話に戻りますが、ある程度、診断の型、国際診断基準が提案しているのは、自己組織化の障害ですね。ＤＳＯ（Disturbance in Self-Organization）があることが診断に必要なのだということです。結局、それに従って診断をして、皆が同じ理解の下で考えていくといったようなことが必要になるのではないかと思います。そうでないと本当にＰＴＳＤが導入されたときと同じような混乱が出てきて、かえって複雑性ＰＴＳＤが持っている豊かな可能性というものが拡散してしまうのではないかといったようなことが心配されるところだと思います。

神田橋　そうですね。

原田　ありがとうございます。

神田橋　そのためにはそういう枠、規定をきちんとすることは一方であるけれども、やはりケースネスですよね。ケースを通して味わいがわからないと、どんなに明確に記述をしても、必ず理解のゆがみは出てきますからね。しかしその治療法の公用デモンストレーションはできない。やはりスーパービジョンしかないですね。ゆがみない伝達のためには言葉上の理解をしている同士の中でスーパービジョンが行われれば、言葉の誤った理解は是正されていきましょうからね。

飛鳥井　ただ、もう一つ付け加えると、先ほどの話にあったように小児期の逆境体験というのは、またいろいろな精神疾患のリスクファクターになるので、そういう意味でいろいろな精神疾患があったとしても、背景にトラウマの問題があるのではないかといったようなことに気付く。トラウマインフォームドケアの考え方ですが、それも一つ新しい進展です。片方で、やはり概念をきちんとしていこうといったような考え方と同時に、広くトラウマの問題を扱っていこうという考え方もしなければいけない。ここら辺のところを、両方を進めていくことが、たぶんこれから五年、一〇年の課題になるのかなというふうには考えています。

ＰＴＳＤと生物－心理－社会モデル

原田　ありがとうございます。前半の最後にもう一つだけ、話題を出したいんですけれど、これは今までの話と違う方向性かもしれませんが、精神医学で昔から生物－心理－社会モデルということが言われてきて、それをめぐっていろいろなディスカッションがありました。生物－心理－社会モデルについてはかなり漠然とした内容の議論が多かったと思うんですけれど、かなり実態を背景に持つディスカッションができる可能性のある疾患単位としても、疾患単位というか病態単位としてもＰＴＳＤはユニークな面があるのかなと思っています。個人的には、特にポリヴェーガル理論が出てから、この可能性が高まったと、感じています。

三〇年近く前ですが、飛鳥井さんは墨東病院から都精研にお移りになったんですけれど、そのとき私が「都精研にいらっしゃって、どういう研究をなさるのですか」と聞いたら、先生は「ＰＴＳＤ」とおっしゃり、そのとき既に「ＰＴＳＤは生物－心理－社会モデルのいい例になるのではないかと思っている。だからしっかりやりたい」とおっしゃっていて、それが今も私の記憶に強く残っています。

生物－心理－社会モデルの具現化としてのＰＴＳＤということに関して、飛鳥井さん今どういう見解をお持ちか、どこまで研究が進んでいるのか。その辺を聞かせていただけると、われわれだけではなく、視聴者の皆さんも興味を持つのではないかと思いますがいかがでしょうか。

飛鳥井　ＰＴＳＤは昔からバイオ－サイコ－ソーシャルモデルということは、もうずっと言われていました。確かにそうなんですね。考えてみると、非常に不思議というか興味深い病態です。明らかに神経生物学的な研究所見が言われてきました。脳の中のいろいろな回路といったようなものに一定の変調があるのではないかということですとか、一番古典的な扁桃体の過活性があるのだろうとか、それに対し内側前頭前野がきちんとコントロールができていないのではないかとか、いろいろなバイオロジカルな所見というものもそろっています。

そして一方で、しかしＰＴＳＤの一番リスクファクターになるのは何かというと、やはりソーシャルサポートの欠如です。これがＰＴＳＤのリスクファクターとしては、そういった社会的な要因というものが大きく影響していることもわかっている。

そして、では治療になると何か神経生物学的な原因があるのだから、薬物療法かというとそうではない。最も効くのが、むしろ心理療法だということになっているのです。そういう意味では、バイオ－サイコ－ソーシャルモデル、いずれの病態、次元でもいろいろなことが言われているんですけれども、一つの軸だけで進んでいるわけではないということです。そういったような疾患だというふうに今は理解をされています。

原田　ありがとうございます。神田橋さん、高木さん、いかがでしょうか。

高木　先に、まるで神田橋さんみたいなことを言わせてもらうと、私は人間についてバイオ－サイコ－ソーシャルでないものはないと、そういうふうに思ってしまっていますから、PTSDが今それを一番明るみに出している感じかなという。

神田橋　昔そういうことを考えていて、これは絶対にバイオではないとか、このファクターは絶対にバイオではない。このファクターは絶対にソーシャルではないというファクターを探してみるのは難しいなと思い、すべてのあらゆるお天気とか雨が降ったとか、汽車が遅れたとかは全部バイオ－サイコ－ソーシャルモデルのファクターだから、どうでもいいやというふうに思っています。

まず、ボクは分けるのが好きなんです。分けて、分けた後にそれをぐちゃぐちゃとかき回して一緒にしてしまうのが好きで、Bio-psycho-socio-ethicalで、エシカルは抜けることもできるけど、この三つは全部世の中で起こってくることは全部そうだと思い、しかし先ほど飛鳥井さんがおっしゃったように、サイコロジカルというふうな色合いのあるようなところから治療をしていくということだけ、それだってやはりソーシャルでもあるし、バイオロジカルでもあるわな、というふうに思っています。だから、論はそうでしょうが実行するときは、論は論で、ただ濃淡の問題だと思っているのですね。

世の中に、その点では高木さんと同じだけれど、どこのところが際立つなとかいうぐらいのところだと思います。色合いが際立つな。こちらは見る目の問題ですからね。占いの人たちに言わせれば、こうして見て、ああこれは先祖の業だとか言うと、あまりバイオでもなさそうだけど、結構占いの人でも、よく治療して治しますよ。ただ、それ理屈付けが占いの理屈付けになっているだけではないかと思うけれども。

原田　このテーマに関する個人的な関心を言うと、ＰＴＳＤとポリヴェーガル理論の関係があるんです。最近注目されている理論で、聞こえますか。

飛鳥井　すみません。聞き取りづらいですけれども。

原田　では、やりとりが難しそうなので、いったんこれで前半は終了してよろしいですかね。休憩に入ります。ありがとうございました。

＊＊＊（以下後半）

対人支援者の傷つき

原田　後半の部を始めたいと思います。後半では対人支援者の傷つきという問題を取り上げて、どういう実態があり、どういう対策が可能か、そういった話ができたらと思います。それはわれわれ自身、関わりを通してずいぶんしんどい目に遭ったことがあるわけですし、これを見ておられる皆さんも同じだと思うんですね。もしよろしかったら、今回も最初にこのテーマに関して飛鳥井先生からレクチャーをしていただけると助かるんですけれどもいかがでしょうか。

二次的外傷性ストレスについて

飛鳥井　後半の支援者の傷つきというテーマですが、もう少しこの言葉を狭めると、対人援助職の業務に関連したトラウマと言いますかね。クライエントとの関係の中で出てくる業務に関連したトラウマというふうに、そういう話でさせていただければと思います。

この問題は、最初このテーマをお聞きしたときに、とてもいいテーマだなと思ったんです。それはなぜかというと、古くて新しいテーマなんです。ＰＴＳＤの概念が出て、一九八〇年に生まれて、一九九〇年ごろにはこの問題が大きな問題になりました。とにかくＰＴＳＤがわかり、そこにトラウマに共感して、そのことを何とかしようと思って関わる支援者の人たちのトラウマということが大きな問題になってきた。それにより、それをうまく扱わないと治療そのものも失敗するという経験があったのですね。

一九九〇年ごろからもいろいろ議論が出てきて、有名な二次受傷という言葉、二次的外傷性ストレスですとか、それからこれはフィグリー（Figley, C.）という人が言った共感性疲労（compassion fatigue）と言いますが、つまり共感することにより疲れ果ててしまうといったような共感性疲労の問題とか、それからマッキャン（McCann）とパールマン（Pearlman）という人が言った言葉ですけども、これは代理受傷、要するに身代わりトラウマということで、いろいろな概念が出てきました。

それがその後、実は先ほど前半でお話ししましたような治療論というものは固まってきたのですね。最初、まだそういったような支援者のトラウマということが問題だと言われたときには、まだそんなにPTSDの治療論が固まってはいなかったのです。その後、一九九〇年代の後半から二〇〇〇年にかけて、これはトラウマ焦点化心理療法がやはり一番効くのだということでスタンダードになり、それが広まってきて議論も少し収まってきた。

つまり治療のツールを持つと、支援者のストレスというのは大きく減ります。これは私自身も経験しています。最初、まだ治療論がわからないけど、PTSDの概念だけがわかって普通に治療をしたときは、皆さんと同じようにいろいろな思いもしました、傷も受けました。つまりわかって共感しても、では何ができるのかということがなかったのですね。

しかし、その後、治療についても一定の型を見つけることによって、だいぶそこのところが軽減はされました。同じようなストレスは受けていても、自分の中で方向性が見えているということがとても大きいです。それで、こういう方向に協働作業の中で進んでいきましょうということも提案もできる。もちろん全部がうまくいくわけではないですけれども、少なくともロードマップを描くことができる。それにより、ストレスは大きく減ってきたと思います。

ただしここに来て、また複雑性トラウマの問題が出てきた。治療論というものは、まだ確立されていません。ハーマンのようなああいったような三段階の治療がいいのではないかといったようなことは言われていますが、実際にまだComplex PTSDという概念をカチッとして、それにより治療研究をして、こういう治療がいいというふうに確立したわけではないので、またその中での支援者の傷つきというのが起きやすい状況になっているかと思います。

逆転移と代理受傷

一九九〇年のころに支援者のトラウマということが言われたとき、やはり一番大きな概念は、一つは逆転移ということです。それともう一つは、逆転移がさらに進展した形での代理受傷というこの二つの問題でした。

逆転移は言うまでもないことですが、治療関係の中でセラピストや支援者側に湧き起こってくるようないろいろな感情的な反応ですね。それは一回一回の面接の中でも出てきます。それについて、どのように扱っていくか。逆転移はなくしたりということはできませんので、大事なことはそれをどうやって、自分の中に起きてくるいろいろな心の変化をどうやってマネジメントできるかということです。これに対する教育、啓発が必ず必要になってくるのだと思います。

今、トラウマインフォームドケアがこれからだんだん広まっていくときに、それをセットにしていかないと、おそらく支援者が受けるトラウマというものがかなり深刻になってきて、結局、どうしていいかわからない。ある人は回避的になるので、もうトラウマはこりごりだという気持ちになる。よくタイプ1の反応と言います。それからもう一つ、タイプ2の方は完全に巻き込まれてしまう。過度の同一化と呼ばれますが、完全にクライアントと同一化してしまい、方向性を見失ってしまうといったような状態。これはタイプ2の反応と言われていますが、これが出てくるのですね。

さらに深刻なのは、いわゆる代理受傷と言われる問題ですが、そうしているうちにこれは一回一回の治療関係とか、一人のクライアントの方との関係で生じるものでなく、そういったトラウマも抱えた方をある程度見ていく中で、それこそ複雑性ＰＴＳＤで問題になっているような非常に否定的な認知、人間に対する否定的な見方、社会に対する否定的な見方というようなものが染ってしまうといいますかね、支援者の方の自分自身の人間観、あるいは人生の意味づけとか社会観といったものが大変マイナスに振れてしまうことがあります。いわゆるトラウマの黒い塊のようなものが支援者の中にも、胸の中にズドンと入り込んでしまうようなものです。

そうすると、支援者そのものが自分自身の人生の意味というものも見失ってしまいがちになり、深刻な事態になってくることがあります。それをどうやって、それをきちんと支援者が自らをケアしていくことが大事になってくるかと思います。実は、これは医療職とか対人援助職ではあまり注目されていませんが、日本では警察では取り上げています。警察では被害者支援の関連では必ず代理受傷ということの研修をしています。それだけ大変な被害者の方と一番よく接する職種なものですから、そういうことが起きないように、どうやって自分のメンタルヘルスを維持していくかということを研修で取り上げています。保健医療、福祉職ですが、まさにそういう人たちも、この逆転移と代理受傷の問題は、ちゃんと知識を得て、あるいは必要なときには相談ができるようになっていかないといけないと思うんです。よろしいでしょうか。

原田　どうもありがとうございます。前半のときもそうだったんですけれど、飛鳥井さんにいろいろご負担をかけてしまい申し訳ないんですけど、前半でトラウマ焦点化の心理療法についての詳しい説明を頂いたんですけど、実際にいま警察で行われている代理受傷を防ぐような方法論ですね。そういったことの簡単なあらましを聞かせていただけると、われわれも視聴者の皆さんも参考になるのかなと思うんですけどいかがでしょうか。

神田橋　そうです。ぜひ。

代理受傷を防ぐ――セルフケア・職場内でのケア

飛鳥井　これは一般的な産業メンタルヘルスの考え方です。だから、対人援助職としてのメンタルヘルスの考え方として、まず三段階ですね。これはよく言われていることですが、まずセルフケア、それから職場内でのケア、職場外の専門職によるケアということになります。まず、セルフケアに気を付けてもらう。それから職場では、そのような職種というのは、当然いろいろな形でのトラウマ、傷つきをすることがあるのだということを職場として理解し、周りの同僚あるいは上司がサポートをするといったような職場環境をつくる。

それから、それでも足りないときには職場外の専門職に相談できる、ここに相談すれば大丈夫ですよという相談の窓口をつくるといったようなことだと思います。これはあらゆるメンタルヘルスの問題で言えることです。

今のセルフケアの考え方ですが、これは一九九〇年ごろから言われていたことですが、いわゆる逆転移なり代理受傷に対してはA、B、Cということが言われています。対策としてのA、B、Cですね。

Aは Awareness のAです。つまり、気づくということ。自分の中の心の変化に気づくということ。たとえば、これはあまりにも重い話なので、自分がもう距離を取ろうとしているとか、逆に自分でも巻き込まれてしまっているのではないか、あるいは先ほど言った代理受傷のように自分自身が人のことが信じられなくなってしまう、あるいは世の中のことに対し非常に否定的な見方になってしまうといったような、そういった変化が起きていないか。まず、それに気づく。

気づいたら、次はB、Bは Balance ということです。物理的にはオンとオフの時間をちゃんと分ける。つまり、そういったような形で共感を持ってクライアントに関わるという時間。それから今度、自分自身の時間ということですね。それをちゃんと切り分けたりすること。それから個人の生活の中でも、たとえばいろいろな個人的な人間関係を大事にするとか、つまり自分の生活自体をちゃんとバランスよく保つようにするということです。

それからCというのは、これは Connection のCですから、それはまさに先ほどの相談できる人、同僚とかスーパーバイザー、自分の状態を岡目八目で見てくれる人です。つまり、かなりやはり影響を受けているのではないですかといったようなことをちゃんと客観的に見てくれるような人。それでアドバイスをしてくれるような人ときちんとつながっていて、精神的に孤立しないということです。とてもわかりやすく、A、B、Cということが言われています。

先ほど前半でも神田橋さんから話が出ましたが、複雑性と言われる人のケアの最初の肝は、やはり治療同盟の結び方なんです。それが本当にできるかどうかで、その次の治療の進展は大きく違ってきますが、これがもちろんなかなか難しい。もともと通常の人間関係の中でいろいろな傷つきを受けてきた人ですから、さあ人間関係を築きましょうと言われても、すぐそれには乗ってきてくれないし、話にも出たように最初からもしかしたら、この人も私を裏切るかもしれない、また、この人も自分を傷つけるかもしれないといったような思いで来られるわけです。

そのときに、ただ距離を取るのでも、あるいは巻き込まれるでもなく、お互いのバウンダリー（境界）といいますかね、お互いのバウンダリーをちゃんと守りながら、寄り添うという言い方をしますが、英語でattunementという言葉、要するに波長を合わせるということでしょうかね。トラウマを持っているその人と波長を合わせ、しかし、そしてお互いのバウンダリーを保つといったような関係をつくっていかなければいけません。

しかし、その中でもそこはいろいろな逆転移の感情が出てきますから、それを一つ一つ自分の中にどういう反応が出ているのかということを気づいていき、それにより自分自身がトラウマを受ければ、それについてもちゃんと自覚をしてバランスを保ち、そして必要な相談できる同僚ですとかスーパーバイザーをきちんと見つける。そういう人たちとつながっているということなのだと思います。

原田　非常にわかりやすい、コンパクトで啓発的なご説明だったと思います。ありがとうございます。いかがですか、高木さん、神田橋さん。

Folie à Deux：二人組精神病

神田橋　ボクが話したほうがわかりいいでしょう。ボクのときは、飛鳥井さんがおっしゃった第二、第三のタイプが起こりました。それでボクはそのときに第一のタイプ、つまりこれは手に負えないと言ってすっと去っていく人たちに対し、それで何が精神科医だと思い、すごく怒りを覚えたりしていました。そのときに幸い自分で、これはFolie à Deuxだなというふうに思い、Folie à Deuxについて書いてある文献を読んだりなんかしていました。結局は自分の中にあるいろいろな乗り越えられないところ、こだわっているところが見えてきて、それが乗り越えられたというか、それが壊れたというか、ボクの自覚的な体験としては、やはり崩壊と再建ですね。いろいろなものが崩壊していったという体験でした。

それは大変だったので、結局ボクの場合はいい師匠がいたし、すばらしい仲間がいっぱいいましたから、ちょうど飛鳥井さんがおっしゃった警察のサポーティング・システムとまったく同じもので、もっと専門家的な人たちによる抱えがありましたから、それがなかったらやはり無理だろうと思います。ボク自身の経験ではね。そういう仲間というかな仲間がないと、やはりつぶれるか逃げるかしかないだろうと思います。その辺のことは、仲間ということについては、ボクは恵まれていましたから、最高に恵まれている環境でしたから、そういうことができ、みんなが看護師さんたちもベテランが多かったですから、やんちゃな先生というような扱いでボクがやっていることを見てくれていたような、今にして思えば。

まあ幸せだったですね。そこで傷つくことはなかった。むしろ自分の中にこだわっていたものが壊れていって解けていったということでしょうかね。

高木さんが、傷つきと仲間による支えの問題はもう少し明確に話をしてもらえるのかなと思いますが、どうですか。

原田　その前に少しだけいいですか。神田橋さんの話の中で、Folie à Deuxが出てきたと思うんですけど、一部の視聴者の方はその言葉にあまりなじみがないかもしれないので、二人組精神病と最近は訳すようですが、どういう意味合いでお使いになったかをちょっと説明をしていただけると視聴者の方に役立つかもしれません。

神田橋　たとえば、そのときにボクは治療をもう諦めてしまった人たちが、患者の話の中に出てくる患者を虐待した人たちと同じ心情を持つ人間だと見えましたですね。しかし、そのことは当たってないこともなく、そしてそれがその次には発展して患者を見捨てていった近親、親兄弟もやはりそれなりにつらかったのだなというような考えになるところに発展していったようです。世の中には悪い人はいなくて、不幸な人ばかりだというような考えのほうにだんだん変わっていったのですね。

ボク自身もそのとき、不幸なような感じだったですが、一つ一つスーパービジョンとかそういうことで乗り越えることができたときにトラウマではなく、やはり一つの修行による体験のような、この状況に出会えたことで自分が成長したような感じを持った記憶があります。だから、その当時は、精神分析学会で逆転移の問題をよく発表したりなんかしていたことを思い出します。逆転移のマイナスの面ではなく、逆転移のプラスの面を拾い上げて話していたので、そのときは土居先生にちょっと褒めてもらった。ボクはよく褒めてもらうんだな。そこはボクの何か不思議なところで、そこでも褒めてもらった。そういうことがやはり支えになっていたような気がします。

（注5）Folie a Deux：二人組精神病、感応精神病、またはフォリアドゥ（仏:Folie à deux、フランス語で二人狂い）とは、精神障害の妄想性障害の一つ。

だから、Folie à Deuxというのは、火中に飛び込むということですから、あまり勇気を出してすることではないけど、そこに落ち込んだら、何とかそこから立ち上がろうというので、そのころ自分で自分用につくった標語があります。「倒れたら泥でもつかんで立ち上がろう」というのを呟いて自分をいつも励ましていた。これはボクがつくった標語で、自分を励ますためにつくっていた標語でした。今は懐かしい。あの標語をつくった頃は相当苦し紛れだったと思います。そういうことです。

原田　ありがとうございました。よくわかりました。では、高木さん。

やりすぎの医療制度の問題

高木　僕が支援者の傷つきということにこだわり、今回の本も支援者の傷つきということで書かせてもらったんですけれども、いくつかきっかけがあり、先ほどFolie à Deuxの話が出たのが象徴的ですが、私の場合はDeuxではないんです。チームとしてどうかなんですね、最初から。それがどこから来たかというと、今の精神医療の状況全体の中で、隔離や拘束の問題がありますね。それを告発するわけじゃないですか。そうすると医療関係者の反論がすごいわけです。俺たちは必要だからやっているのだとか、拘束せずにおいてほかの患者さんに暴力が及んだらどうするのだとか、実際に拘束しなかったせいで看護が負傷したのだぞとか、いわゆる炎上するんですよね。

それらは全部医療側の善意ですが、その中に拘束なりを受ける患者の方の視点はまったく入っていなくて、これでは患者と言われる人が受けた暴力や虐待、今もたくさん新聞ネタにもなっていますが、病院内の虐待は神出病院とかが関西のほうにもありますし、そういう問題は解決しない。この人たちがここまで反論しなければいけないのは、本当は自分たちが傷ついているのではないか、そのかたくなな傷つき、硬直してしまっている考え方をどうしたらいいのかというのが一つだったんです。

それともう一つが、自分が地域でチームによる援助をしているというやり方だから、医者が一人苦しんで一所懸命考えていたらよかったのとは違うんです。今はＰＴＳＤの人、解離の激しい多重人格の人も地域で援助するんです。そうなってくると、そこには日常生活援助でヘルパーさんたちもいっぱい入ってくる。そこに暴力をする患者さんだって出てくる。私はその暴力は、その人のトラウマだろうと思うのだけれども、日常の家事援助をするために援助に入った人にとっては、暴力が起こるって、大変なことじゃないですか。実際に受傷するというだけではなく、その人たちが何らか地域で問題行動を起こしてしまうことでも、もう援助者は傷つくわけです。それが起こったときに自分の責任だということで、ものすごく落ち込んでしまうわけです。

チーム医療の直面する状況

チーム医療になり地域医療になることで、専門家にとどまらないものすごく多くの人が支援チームに入ってきて、そういう状況に直面をしなければいけないもの。バックに病院も何もなく、こういうことに直面する状況が起こってきた。この状況をいろいろ考えていたら、実は身体障害者に対する支援もずっとそれだったのですね。今の障害者総合支援法ができて制度になってからは、支援がお金のやりとりの関係の中で行われるようになって介助者は逃げられないし、それから障害者自身のほうは、自分はお金を払ってやってもらっているのだと、そういう関係の中で互いに出口がなくなってしまっているんです。特に二四時間介護なんかは。

おそらく、この前あったＡＬＳ（筋萎縮性側索硬化症）の嘱託殺人事件なども、そういう背景があったと思うんですね。それから施設の話に戻るけど、相模原事件の植松死刑囚なんかは、介助者が結局殺人に走ったわけじゃないですか。それって介助者の介助関係の中で起こってきたいろいろなトラウマ、もともとは熱心でやろうとしていた人のトラウマの問題じゃないかという人が出てきたのですね。それは障害者の中からも出てきた、そういうトラウマを生むような施設に自分たちも植松もいたのだぞという。

それから話は少し外れるけど、今度のコロナ禍で僕はコロナに関しては、こうこうこうやったら、これで大丈夫、マスクをしてちゃんと席を離れ、マスクも防御服も全部用意したと、うちのクリニックでは言っていたんです。だから安心して訪問に行けと言ってね。これでうちはコロナ対策は解決したと思っていたら全然そんなことはなかったんです。それぞれの緊張感というか、それがかえって言えなくなってしまっていた。施設としてこうやるという方針が出てしまったために、かえって個々の不安みたいなものが言えなくなってしまう。そんな関係が出来上がっていることに、チームの中のある人からの助言で気づいたんですよ。

援助者というのは、ここまで己を殺して普段からやっていたのかと。それも僕ら医者だったらね、そこも時には殺さにゃならんわで済むけれども、チームの人たちからしたら、組織として己を殺すことを強いられている。そういう中での受傷なんですよね。それぞれが二次受傷をする、あるいはすごくピリピリした関係の中でしかやっていけない。おそらく今の介護、看護の離職率の高さも、そこから来ているのだろうなと。

神田橋　高いのですか？

高木　一般的にそう。そんなことを考えている時に、身体障害の二四時間の支援をやっている人たちのスーパービジョンもしたんです。それはもう一〇年ぐらい見ている。一〇年ぐらい見ている人でも、だけどちょっと介助をしたお尻の位置が違うじゃないかということで延々と当事者から責められる。それは昔からあったんですけど、今はそういう状況の中に若い人たちがちょっとした研修でどんどん入ってきている。昔だったら、制度ができる前だったら、介護に入るほうもある種の理念を持っていて、そこでお互いに直接ぶつかれたのですね。そういうのがなくなり、がんじがらめになってしまっている。

それがいろいろな違う組織から一〇人以上のヘルパーが集まって二四時間の介護計画を組み立てるから、全体として誰もコントロールをする人がいないままで、本当にうつになってしまう人、話し合いをする中で泣き崩れてしまう人、うまくやっている人とうまくできない人の間の差がでてくる。組織の中で話し合うにしても、今度はうまくやれている人がうまくやれていない人を怒る。あるいは怒るのではなくても、助けているつもりでも、自分のやり方でこうだと言ってしまうから、うまくやれていない人のほうはますます逃げ場がなくなるような、そういう状況のカンファレンスもしたりして。

これは今の複雑性ＰＴＳＤという概念、傷つきという概念が今のシステムの中で、もう少しちゃんと受け止められて、どのようにして支え合っていけばいいとか本気で考えないと、これはもう対人支援なんて続かないのではないか。一種の制度化ができてしまったがゆえの問題、ポスト制度化時代の悩みだと思うんですけどね。

そんなところから今回支援者の傷つきというテーマに入っていったんですよ。だから、先ほどの飛鳥井さんの話からすると、セルフケアについては、今はどんどん対人支援の中に入ってきている。しかも障害者のように深い傷つきを持った人の支援に入ってきている中で、そのレベルがむちゃくちゃ難しい。

神田橋　そうだなあ。

高木　職場のケアも、いろいろな職場が連携しているのでなかなかできないんですよね。職場は、今のシステムの中では、やはりもうけなければいけない。はっきり端的に言ったら、経営的に成り立たないといけないということで、ぎりぎりいっぱいのところが多いです。セルフケア、職場ケア、何だっけ、もう一つのケア。

原田　職場の外の専門家によるケア。

高木　外ですよね。でも、外はおそらく知らないんです、そういう現場を。飛鳥井さんの話の中で整理したら、今の障害者を抱えて支援していく現場というのは、どのレベルでも解決の道がないところに迷い込んでいるような気がしました。おそらく、今日これを視聴してくれている人の中にも、そういう現場から何かすがりつく気持ちで求めているのがあると思う。

神田橋　心の通った制度というような言葉が矛盾なく存在するのかな？と今ひょっと思った。制度というものは心を通わせないようにする目的でつくった手続きじゃないか。

高木　でも、通わせすぎたらすぎたで、今度はね、二次受傷が……。

神田橋　だからそうなると、早い話が個人情報の保護をやめてしまえばずいぶん解決するかと思って。

高木　それも大きくあります。

神田橋　長屋のようにして。長屋なんていうのは、プライバシーなんかはないわけでしょう。どこの人が何とかといううわさ話とかが。

高木　精神障害の地域ケアで言えば、医療情報は、ヘルパーさんは基本的に得られないことになっているのです。ヘルパーさんが得る医療情報はレセプト病名だけだったりするんです。だから、何でこれだけ攻撃的なことを言ったり、夜になったら遊び回る人がうつ病なのということになってしまうわけですよね。そこからものすごい陰性感情や不信感も生まれてきたりして。

神田橋　そうですね。手当てしケアするヘルパーさんと医者の間はペーパーがやりとりをするのですよね。印刷物が来ますよ。ケアの報告書というのが、それをボクが見て、ああいいねとか言ってるけど、向こうにはボクからのフィードバックは来ない。それが制度ね。

支援者に対するソーシャルサポートのネットワーク

飛鳥井　よろしいですか。今の高木さんの話を伺い、本当にそうなんですね今はもう。対人支援、援助職の現場は本当に大変だ、だから離職者も多い。時々そういうところで相談を受けることがありますが、お話しするときに、まず原則、組織は職員を守るという姿勢を打ち出してくれと言います。

セルフケアについては、最初の気づきですね。まず、自分が受けているストレス、それからいわゆる逆転移のレベル、それなんかはあの人のところに今日は行きたくないなといったような思いもありますし、それから完全に巻き込まれてしまい、その人のことばかり二四時間頭から離れないといったような状況になっている。それからもう何もかもいやになってしまったり、自分のプロとしての自信がなくなってしまったり、一見どんどん深刻化していくと、要するにバーンアウトにつながります。それにプラス家庭内でのストレスがあるとか、いろいろなことが重なると、それでもう離職ということになりますが、まずそういったようなことについて、どういった心の動きがあるかということに、きちっと職員教育をしていくことなのだと思います。

と同時に上司としては、組織は職員を守ることを大前提にして、特に対人援助職については、そういったストレスというものが避けられないのだということ。そのときに個人の責任にしないということです。いや、あなたはまだ未熟だからとか、あなたのやり方が間違ったのだ。もちろん個々に見れば、個々の事案はそういったような経験値ですとか、やり方とかはありますが、それにより支援者にストレスが生じた場合については、これは組織として対応するといったようなことを鮮明にすることだと思います。

それで、全部ではないですが、かなり違ってくることがあります。つまり、医療の中で出てきたストレスはそうですが、その後周りからどうフォローされたかがとても大きいです。逆に周りから、さらに傷口に塩をすり込まれるような対応をされることにより、もう駄目だ、私はここにはいられないといったような気持ちになることが多いので、ストレスはゼロにはできない。ですので、それは実際にいろいろな情報共有をしたり、普段からいろいろコミュニケーションをよくしたりといったことで減らすことはできますが、ゼロにはならないですから、そのときにその後のフォローをどのようにできるかということがとても大事です。いわゆるソーシャルサポート、支援者に対するソーシャルサポートのネットワークをどうつくっていくかだと思います。

神田橋　高木さんが先ほど、組織がお金で経済的に成り立つと言ったけれど、そういう経済原則の中で組織が運営されていることはどの程度、受療者というのですか、患者さんたちに情報はオープンされていますかね。

高木　利用者さんたちにオープン。うちはいま苦しいとか。

神田橋　このぐらいのお金でこうしてやっているのだよって。

高木　たとえば、何でもう少し時間をとってくれないのというようなことになると、言いやすいですよね。やはり一日何件行かなくては、うちの経営自体が成り立たないので、ごめんねぐらいは、関係がよければおそらく言えると思います。

神田橋　関係がよいときではなく、関係が悪いときに言ってやらんと、そうするとそれぞれ、ああそんなもんじゃろうかというふうになる人がずいぶんいるでしょうにね。

高木　でも、われわれのように重症な精神病者を中心にみてきた経験からしたら、そこで納得してくれるレベルの人がいないわけで、そういう人が相手だったら傷つかないわけで、何のかんのでがんじがらめですよね、こちらは。

開かれた関係という論理

神田橋　それは情報を閉ざすのがいけませんね。何でも開かれた関係でないといけません。なぜ、そこのところには開かれた関係という論理が入ってこないのですかね。

高木　おそらく、ケアというものがお金で測れないとみんながお互いに思うから。

神田橋　そうですね。お金で測った途端に減るケアは何かとか、そんなことを当事者と話し合うといいと思うけどね。

高木　それは先進的な身体介護の領域では既にされ始めています。

神田橋　でしょう。それをしたらいいと思うんですよ。そんなに差別をしないでね。ともかく、できるだけ情報をオープンにする、風通しがいいようにすることを原則にして、どのぐらいずつするかとか、ぼちぼちやるかとか、周りの人に家族だけをするとか、秘密はいけないのではないかと思う。それは僕の精神療法の一つの理念なのね。

高木　そこら辺、バックグラウンドを明らかにしておくのは、事が起こったときの解決には役立つと思うんですけどね。やはり、傷ついた人そのものをどうするかということには。

神田橋　傷ついた人でもたとえば、ボクはよく言うんだ。こんなことを言うとあなたは傷つくと思うから、やめておこうかなとか言って、やめておくねと言って隠していることを見せびらかすとかいう技法があり、そうすると、やはり先生、言ってくださいと言って、二、三日してから言う。でも、あまり言わないほうがいいようなものだからねとか、医療には患者を保護するためには秘密を必要という考えがあるのよとか言って。というようなことを話し合うんです。それは極めてニュートラルな話し合いです。医療という制度の中には、秘密を保持するという方法があるのだというのはニュートラルなことです。あなたに隠し事をしているというのはニュートラルではないけどねと。

高木　そのときに経営の中身まで話し合うのは、それができればいいと思うんですけど、今の訪問看護などを見ていても、経営をちゃんとしようとする、それだけの給料を出そうと思ったら、申し送りの時間やカンファレンスの時間は取れないんですよ。

神田橋　ですよね。

高木　そこがものすごく大きく、うちは一所懸命、朝の申し送りと週一回のそういう悩み事のカンファレンスをきちんとやり、たとえば、そのときにはダイアローグのように必ず何か悩みがあった人の言うことは黙ってまずは聞くと、全部。聞くと話すを必ず分けてやる。そういうダイアローグの原則を取り入れることで風通しはずいぶんよくなっていて、そこで悩んで、その中ではまだモヤモヤしていた人がまた相談をしたときに、またそれを何度でもくりかえす。

僕はこの前、自分のところのことだけど聞いて感動してしまったのは、悩みがあるときに同僚に相談したら、同僚が必ず手を止めて自分のほうを向いて聞いてくれた。前の組織にはそれが全然なかったとおっしゃる方がいて、ちょっとこれはうまいことといっているなと思ったんですけど、そこにいくまでには、やはり全体として時間の保証が要るんですよね。それから、他組織とのカンファレンスなんて、本当に今は時間を取れないです、どこも。

神田橋　それもボクは異論があるんだよね。そこで週一回のカンファレンスをするとかいうふうに制度にすると、また制度の持つ閉鎖性が出てくる。しょっちゅうガチャガチャガチャガチャ文句を言ったりするような職場環境をつくることが本物であって。

高木　時間をちゃんととれるような制度のない中で一所懸命時間を取っているから、みんな一所懸命そこでやるのはあるし、訪問時間が短くなった中で頑張るってあるんです。

愚痴の言えない職場

神田橋　そうやって愚痴を言ったりして。
高木　愚痴ですよね。
神田橋　やはり精神療法の一番の中心は愚痴だと思うんだよね。愚痴がやはり一番大事。愚痴の言えない職場にしないことが一番だろうと思う。
高木　愚痴を居酒屋では出したけど職場では出せないのが日本の職場だったわけですよね。ところが、今は居酒屋にも誘えない。コロナもあるし最近の若い人たちの文化もあるし。
神田橋　愚痴を居酒屋でするのも、また制度化だからいけないから、ボクは回診したりして患者さんを診たりするときに、患者さんもいるところで、ついている看護師さんに愚痴を言ったりするのをして、愚痴を言う文化を、互いに愚痴をこぼしたりする文化を育てようと思ってやっていますけどね。指示が流れていく、そういうシステムを壊そうとすると、看護師さんが「先生、この人はちょっとこの薬を出しているのは悪いですよ」とかいろいろ言ってくれて、みんなが勝手なことを言ったりするような文化が少しずつでも育つといいなと思い、できるだけ組織化、形をつくることをしないのがボクの主義です。

それはボクの趣味でやっているのだからあまり害はなかろうけど、昔、精神病院で神田橋先生はアジテーターで病棟の平和を乱すと言われ、嫌われ、パートを断られたりしていたけど、断られたらしょうがないからさよならと言うだけ。だから、だいたい異分子みたいな活動をしているとき、ゲリラ的異分子的な活動を組織の中でやっているときは楽しいですね。今もそうです。

治療としてのダイアローグという考え方

原田　先ほど高木さんの話で、ダイアローグという言葉が出てきました。高木さんがこの本でもオープンダイアローグについて紹介してくださったんですけど、先ほど飛鳥井さんの話でも周りのフォローという似た意味合いをもつ言葉が出てきました。ダイアローグという原則に基づいたミーティングの進め方とか、それについてもう少し話をしていただけると。スタッフだけのミーティングのこともあるのだろうし、当事者や家族を含めた話し合いもあるのだろうし、その辺の実際の進め方とか手応えとか、何か聞かせていただけると、われわれ、視聴者の皆さんの参考になるかと思うんですけど、いかがでしょうか。

高木　僕がこういう問題を考え出したのと、オープンダイアローグの最初の本（高木俊介・岡田愛訳／セイックラ、アーンキル『オープンダイアローグ』日本評論社、二〇一六）を翻訳したのが同じ頃。フィンランドのもともとのオープンダイアローグは、やはり二四時間何かが起こったら、すぐにチームを組み、患者、受療者の現場に行く。そこで物事が解決するまで、毎日ダイアローグを繰り返すという型があるわけです。

ところが、その型をいま日本でやるのは無理だろうと僕は最初から思いましたので、ダイアローグについては、治療としてのダイアローグではなく、組織づくりのためのダイアローグにいま照準を合わせようとしてやっています。たとえばコロナのときは、組織としてはこうやれば大丈夫と僕が言って、それで自分は安心していたけど、皆はそれどころではない。いろいろな自分の家庭の問題、あるいは自分の持病の問題、二〇人のスタッフを抱えていたら、それぞれがたとえば自分の持病の問題でコロナに悩んでいるなんて知らないですよね。

そういうチームメンバーの不安がごっそりたまっていた。そのことをそれぞれのコロナに対する気持ちを話すというだけで二時間ぐらいのミーティングを取り、その中でそれこそ神田橋さんが言う愚痴ですよ、絶対に否定しない、何でも思っていることをしゃべり終わるまで言う、周りは必ずそれを聞く、それを批判せずに次の人は自分の、もちろん前の人のに触発され、自分が思う自分の悩みを話すことをグルッと巡り、それだけでもチームの雰囲気が相当変わりましたよね。

神田橋　大事ですね。けどそれが難しいんですね。

高木　その中でこうやろうということを今まで自分の口で言えなかった人が言えるようになるから、結局全員が参加して、やり方をつくるという現実の動きになっていったのがあり、そういう意味でダイアローグの考え方を組織の中に取り入れるのは大きいだろうなと思うんです。他組織との連携ということになると、また、これはそこに集めることからして難しい。

神田橋　集めるのは、九大の村山正治先生がやっている、エンカウンターで、参加しないで、隣の部屋で寝転んでいる人も参加者です。ただ、その人は、ディスカッションをしている声が聞こえるような位置で参加しないで寝転んでいても、その人は参加だ。そういうのがいいですね。

まだ時間はたくさんあるの？

原田　はい、大丈夫です。

神田橋　ボクは、ぜひ高木さんに聞いてほしいと思っているのは、集まって、生き物に注意を向け、みんなが同時に注意を向けている状況が一番いいと思うの。だから、オープンダイアローグもそういうことではないかと思って。

高木　そうです、そうです。

神田橋　だから作業療法の中では農業が一番いいと思うの。植物は生きているじゃないですか。その植物を育てて、ボクがそう思ったのはね、九大の閉鎖病棟に池があり、コイがいたの。統合失調症の緘黙の人でコイに餌を二人で、主治医のボクとコイに餌をやるのをしていたら、その間だけはすごく緊張がほぐれて和んだの。その人も次第によくなったけどね。生き物を一緒に見ている、世話をしているという、「お互いは遠い集団」が一番いいのだなと思い、それでいつも見ていると、集団作業療法とかいってやっているけれど、やはり農業がいいですね。農業がやはりいい。ボクが勤務している伊敷病院は無農薬、有機栽培でいっぱい作物をつくり、それを食堂で使っていますけどね。

生き物は変化していくじゃないですか。その命が生きている、変化しているのを見ると、それをやっているときは本当に患者さんの状態がいい。こんなに優れた人かとびっくりするというふうに、うちの元院長が言っていました。元院長は息子に院長職を譲り自分は農作業をやっていますが、それが感激みたいです。生き物を相手にして、何かをやっているときが。

オープンダイアローグもそれにつながっているのではないかな。どの生き物を誰がどうしているかはわからないけれども、だからそういうすべての、どうしてかというと、それはそういう形の集団のありようは、原始社会にあり、おそらくネアンデルタール人の時代からあると思うんです。そういうことを先生に言いたかった。

共同体の復活を目指す

高木　オープンダイアローグの思想的な背景そのものは、やはりそういう共同体の復活を目指しています。ただ、全体として実現するのは無理だから、利用者が持っているネットワークを集めて再建しようということ。そこからですよね。支援者のネットワークも同時につくっていくわけ。トラウマの問題にしても、他職種、他の職場との関係の中で起こっているものを集めるには、集まったらまずそれで第一歩、成功という段階だと思います。

神田橋　あれが長続きすると思うのは、精神的に一番利益を受けているのは、集まっている人たちだと思うのね。患者ではなくて。

高木　そうですね。

神田橋　今の社会では、とてもいいですよ。集まってみんなで酒も飲まずに何かかんか言っているのはいいいと思います。

飛鳥井　よろしいですかね。高木さんの話を伺っていて、今の対人援助職の人たちが集まってオープンダイアローグ形式で、その日起きたことを、ストレスを話し合う。おそらくそういう意味では、メンタルヘルス上も効果はあると思うんですが、この話を伺うと、ちょっとデブリーフィング（debrifing）と似ているような印象も受けました。かつてこれは有効だということで、それこそ消防とか自衛隊とか警察、いろいろなところでされていましたが、その後いろいろ批判を受け、やはり効果が乏しいのではないか、あるいは逆に副作用もあるのではないかということでかつてよりは下火になりました。

おそらく今の話を伺うと、似たような危険性をはらんでいるところはあるかもしれないと思いました。具体的に何が問題かというと、おそらく大半の人は、その日にあった一日、もう大変だったことを話して、みんなでそれを共有して、緊張が鎮まっていくことがあるのですが、中に非常に深刻なトラウマを受けている人がいます。そういう人は、それをとても皆とすぐにシェアはできないですし、たとえば実際に暴力事件に巻き込まれてしまい、まさにPTSDレベルの症状も出ているというと、そこでほかの人との間に温度差が出てきます。だから、そういう人の場合は、かえって、ではもうとにかくみんなで話しましょう。そうすればすっきりするからということで、みんなで話し合うのが職場のルールみたいなことにすると、そこでかえって傷が深まってしまうことがあり、そこら辺のリスクが言われていたのです。だから、みんなで話し合えばそれでもういいことばかりでしょうというわけでもないというので、デブリーフィングは批判を浴びたということです。

オープンダイアローグも似たような問題、危険性が出てくる可能性はあるのではないかと思ったんです。本当に同質のできるだけ近い、同じ職場の中で同じ業種の人が集まれば、同質の集団なので、そういう場合は割と話しやすいので、少しでも違う人たちが出てくると、それこそ先ほども言っていた、逆転移のるつぼになってしまう。みんながそれぞれいろいろな思いで、あるメンバーの人が話した深刻な話は自分も似たような体験をしていると聞きたくないと思う人もいれば、逆に一緒に同一化してしまう人もいるでしょうし、そこの集団側の中でも逆転移のるつぼになってしまい、それを本当にうまくマネージできるかどうかというところ。専門的なファシリテーターがいればですが、そうでなくても、ではとにかくみんなで話し合いましょうということになると、コントロールが利かなくなってしまう恐れがあり、より傷が深まるリスクも出てくるのではないかということがあるのですが、いかがでしょうかね。

神田橋　それがおそらく村山さんがやっている、隣の部屋で寝ているのも参加者だという発想と、あそこは非常に優れたファシリテーターがコントロールしている集団だから、それができるんですよね。だから、オープンダイアローグで非常に重症の状態になっている統合失調症の人を訪問したときに、その人はやはり隣の部屋にいたって参加者でしょう。

高木　そうです。

神田橋　だから、同じそういう危険、おっしゃったような危険がないようにする工夫だろうとは思うんですね。音だけは聞こえている、姿は見えないようなところでいいのではないですか。

組織におけるリーダーの資質

高木　飛鳥井さんのおっしゃった、先ほどの全員が無理やりにしゃべらされてしまうことにより、深い傷の人は余計孤立するという危惧は非常に大事なことだと思いますし、そこでやはりリーダーの資質があると思うんですよね。今までだとリーダーの資質は、どうしても統率することばかりに求められてしまい、だから場をつくると、教え、教えられるような関係になってしまいます。そこでは問題を抱えている、苦しいことを抱えている人は何も言えなくなってしまうのがあるので、おそらく場をつくってみんなが集まるまでにそれに気づいているリーダーがいて、何らかの手当てを先にしておかないといけませんね。

その場で見つかってしまい、その人を場から離したら、その人が今後孤立します。何か問題が起こるときというのは、リーダーがちゃんとしていればそれは見えますから、場をつくるまでに何らかの手立てがいるという問題だと。それをやらないでただなんとなく場をつくっても、飛鳥井さんのおっしゃるよう、一番重症な一番悩んでいる人を疎外してしまう、孤立させてしまう。こうなると組織全体がそこからどんどん崩れていくようになると思います。実際にそうやってほとんどの組織が何と言うか、組織全体がトラウマを受けたように麻痺してしまうんですよね。おそらく動かなくなった組織、何もしなくなった組織は、そういうところがある。

組織にとってのダイアローグの手法である「未来語りのダイアローグ」はその集まる場をつくる手前のところが非常に重要視されている。

飛鳥井　そのとおりです。組織全体にトラウマが広がってしまい、しかも何年も続くのですね。五年たって、五年前のあのときのこの出来事によっても、組織全体が傷つき、組織全体が、回避症状が出てしまい、そのことには一切触れないことになる。だって、みんなが傷ついている。五年たって、初めてその問題が出て、みんなが実はそこで改めて涙ながらにそのときのことを話すといったようなことはあります。

だから、本当に深く傷ついている人に対しては、やはり個別のケアも平行して必要になります。集団の場合、参加できるかもしれませんが、必ずその人については個別のケアをする場をちゃんと確保してあげて、それでそういったような場に参加できるかどうかということもきちんとお互い考え、相談をしてから進めたのがいいのではないかと思うんですね。

高木　そこの評価は大事です。だからこそ、トラウマという考え方がもっといろいろなところへ深く広がらないといけないのでしょうね。

神田橋　学ぶ能力が一番高い人をリーダーにして、教える能力が一番高い人を参謀にしてつくるようなグループがいいでしょう。それは理想。

もう一つ今の飛鳥井さんの話で、教授が代わってから、初めていろいろ愚痴をみんな言うという話を思った。それはつまらない話です。人を傷つける話。

原田　私も飛鳥井さんがおっしゃったことを考えていて、リーダーが事前にいろいろアセスメントをして対策を打つ必要があり、本人と話し合う中で今は参加しないというオプション、違う形でケアを受けたいというオプションはやはり提示して選んでもらうのが筋でしょうね。

神田橋　学ぶ能力が高いリーダーがグループを統率して、それが伝播して学ぶ能力ばかりがみんなに育つといいと思います。

重いトラウマを持った当事者のオープンダイアローグの運営法

原田　今の話は、スタッフの中で重いトラウマを持った人との接し方に十分注意を要するということだと思うんだけど、同じことは当事者の方にも言えますよね。自分が重いトラウマを持ってオープンダイアローグの場に行き、だけど、その中でいろいろ言うことに対し、もちろんプラスの場合もあるだろうけど、今の話とまったく同じようなことが起きることというのは、やはり理論的にも実際的にもあるような気がしますが、それはどうでしょう。

高木　フィンランドの人たちの実際を見ていると、その辺はものすごくうまいです。オープンダイアローグは専門性のよろいを脱ぐのだというから、誤解されるところがあるけど、フィンランドでのオープンダイアローグは複数でやる、必ず二人入る。治療者は、五年ぐらいの家族療法の専門的な資格を取るのですね。その上でオープンダイアローグをやるんです。そこが今日本でやろうとしていることとだいぶ違いますよね。

飛鳥井　それは大きな違いですよね。プロのファシリテーターですよね。それが入って初めて、それも複数入って初めて成り立つということですね。

神田橋　素人で無垢の素人というのは、ゆがんだ人だということだ。危ない。

高木　オープンダイアローグについて言えば、おそらく今の日本の現状だったらダイアローグするということの基本を押さえ、ゆっくり人の話をお互いに聞き合うだけでも、相当な人が救われると僕は正直、思っています。その次の段階ですよね。優秀なファシリテーター、治療者が育ってくるのが。

トラウマについても、もしかしたら同じかもしれないですよね。トラウマということに気づいてあげられる。最初のときに飛鳥井さんがおっしゃったように、そのことにより接触する態度が違ってくる、みんな治療者の。そこから始まるのではないかと、僕はトラウマ専門でない立場から思います。

神田橋　ボクは脳が見えるからね。フラッシュバックのある人は入ってきたときに一秒でわかるけど、何のフラッシュバックかはわからない。

飛鳥井　今高木さんがおっしゃったとおりで、本当にみんながトラウマに気づいていくことが大きな可能性を秘めていると思います。これまでそれに気づきがないままケアされてきた。それを気づいてあげてケアすることで、本人のおそらく回復の可能性ということがだいぶ違ってくると思うんです。ただし、と同時にトラウマのケアをし、そこに共感し、そこに関わることは当然、支援者側のまた傷つきが出るし、逆転移が出たり、代理受傷の問題が出ますから、一緒にそのことも研修をしたり教育をしていかないと、トラウマインフォームドケアそのものがつぶれてしまうことになるのではないか。そういう心配もあるかと思う。だんだん育って、そのうち育ってくるでしょうではなく、一緒にもう教育していかなければいけないと思うんです。

神田橋　それを一人でやれるようになるには八〇歳までかかります。

対人援助者の受傷を予防する

原田　先ほど出た経済的な事情、そのことを含め手の内も相手に伝えるやり方は、問題が起きたときに、あまりこじらせない意味でも大事だろうし、対人援助者の受傷を予防する意味でも、ある程度事前に情報提供すると、役に立つのかなと感じます。予防を実現できると一番いいと思うんですけど、このテーマについてすごく単純な視点から話をさせて下さい。日頃臨床をやっていて思うのは、よくこういうトラウマの領域で、普通の言葉が通じないと言われることをふまえる重要性です。これは昔から、たとえばバリント（Balint, M.）がこういう領域、基底欠損領域では、言葉が通じにくいと書いています。このことをふまえて、神田橋さんもこの本で、言葉の意味がずれるのが必発と記しています。

それは本当にそのとおりで、こういうケアに携わる方にそこをもう少し具体的にどういうふうに通じなくなるのか。その辺をわかりやすく伝えていくことは、予防を考える上でも大事であると個人的に思っています。すごく単純に言うと、相手の調子が不安定なときに、相手が言っていることとか思っていることと少し違うことを言うだけで、すごく相手は攻撃された、否定されたというふうに思うことが実際にあると思うんですね。

だから、従来から言われている受容・共感とか、神田橋さんがおっしゃっている「共に」の雰囲気が必要になってくる。それによらない普通のコミュニケーションをやってしまうと、こちらの気持ちとは別に、相手と少し違うことを言う、あるいは相手が考えていることと違うことを言うだけで、相手は攻撃された否定されたと思ってしまうことがある。それは確かに相手の病理なのだろうけど、今までの経緯の中から自然に生じたものである。だからそういった背景も含め、そういうことがあり得るから、相手の言うことと違うことを言うときは極力慎重にやらなくてはいけないし、なるべく避けたほうがいい。特に相手が不安定なときは。そういったことをしっかり共通認識にして予防につなげていく。

また別の言葉の伝わりにくさもいろいろ感じていて、たとえば相手を褒めても、相手をねぎらっても、なかなかピンと来ないことが多いし、逆効果が生じることもありますね。それは褒められるとか、自分をねぎらう経験は、あまりなかったこともありなかなか伝わらない。その辺も経験を積まないと、普通の場合と違いますから、わからないこともあります。このような事情をあらかじめわかりやすい言葉でスタッフに伝えておき、予防に努めていくことも大事かなと思います。それがあっての「共に」の雰囲気だったり、寄り添うということだったりというふうにも思うんですけれど、その辺はいかがでしょうか。

神田橋　わかりやすい言葉というのはやさしい言葉だと、意義の多様性があるので誤解を招きやすいですね。だから、数字が使えるところはできるだけ数字を使うようにするのが一つの工夫です。

原田　同じことを言わないと、時にはそれだけで攻撃される、否定されると相手が思うのも、それも何か多義性があって伝わりにくいですからね。

神田橋　数字がやはり一番安全ですね。

原田　数字。

神田橋　数字だね。それと発達障害があるかどうかを見ておかないと、まず忖度の能力がありませんから。

原田　その辺は飛鳥井さん、高木さんはいかがですか。

神田橋　できるだけ感情がまといつかないような用語を使うのがこつでしょうかね。

高木　精神療法の達人に言われてしまうと、もう言うことはなくなっちゃった。神田橋さんの言うことのまねを一所懸命した時期があったんだけど、神田橋さんが言ったらよくても、僕が言ったら嫌みみたいに聞こえたりね、何ともこれについてはよう言わんな。僕の場合はその都度失敗してはごめんなさいと言って、新たにやっていくような。

飛鳥井　そうですよね。

神田橋　「ごめんなさい」というのは、トラウマの人には害はないです。「悪かったね」と言うのは害がありますが、悪かったねと言うとどっちが悪かったのかとかね。ごめんなさいは、そういう連想をあまりかき立てないようです。

高木　統合失調症の人にも、僕は家族にはよく「ごめんなさい」と「ありがとう」だけを言いましょうと言うんですよ。これは病気になってから、必ず本人が言われたことのない言葉だから。

神田橋　そうですね。ありがとうというのを変なふうに取る人はずいぶん根性が悪い人で、根性が悪い生き方というのは、またそれなりに本人を守っていますから、それは悪く取られたら、この人は「根性が悪い」で自分を守っているなというふうに思えば、根性が悪いというのは、発達障害はできませんから、発達障害はないなと言って、ボクは根性の悪い人と対話する能力が高いですから、擬似根性悪いでしゃべりますからいいですけどね。楽ですよ、根性が悪い人は。

高木　神田橋さんの話を聞くと楽になる。

寄り添う、波長を合わせる

飛鳥井　寄り添うという言葉がなかなか、特に複雑性の人の場合は難しいですよね。治療者側の好意で寄り添っている、自分が寄り添っているつもりでも、実はそうは思われていない。いや、寄り添っているようでも、この人はいつまた裏切るのだろうか。この人はいつまた私のことを傷つけるのだろうかといったような、基本的に人間を信頼できない、その中でもう傷ついてきた人たちですから、そういう中で治療者の思い込みだけで寄り添うことはできないので、先ほどの要するに波長を合わせるということを言いましたが、どのように波長を合わせていくのか。あなたのことをこんなふうに理解しているのだけど、本当にそれで正しいのか、間違っていないのかということをいちいち一つ一つを確認して、軌道修正をしていくすり合わせが必要になるのではないかと思います。

そうでないと、自分が寄り添った、それなりにケアができていると思っても、突然バンと治療関係が壊れてしまう。治療者の方は何が何だかさっぱりわからないけれども、実際はクライアントの方で否定的な認知といいますかね、相手のことも信じられない、自分に対してもますます否定的な見方をしていることはあるので、そういうところ、実際に波長を合わせていくやりとりというものの積み重ねができるかどうかということになっていくと思います。

神田橋 傷つけるのには、やはり言葉が一番の道具ですから、ノンバーバルに傷つけるというのは、ぶん殴ったりするのはノンバーバルですが、これは意味が明確ですから、これは暴力であるということは明確ですから、本質的にはそれほど傷つかないです。言葉で傷つけるのは、本人の中にモヤモヤモヤモヤとした自問自答を呼び起こしますから、傷つきが長く続きますから、傷つけない面接を練習するときの一番は、こちらが理解できたときに、あるいは受け入れるときにうなずくということだけにしておく面接が練習には一番いいんじゃないですかね。

ノンバーバルにダブルバインドというのはなかなか、よほど芸人でないとできないですから、たいていうなずいたときは受け入れてくれたというふうに向こうも、あるいは理解してくれたらしいというふうに向こうも受け取るようです。そういうことから練習するのは飛鳥井さんが言われた、患者に対する効果よりも、自分自身の寄り添い能力育成のために適切なタイミングで適切な量のうなずきを返す練習をすると、寄り添い能力が高まると思います。しかも害がない。いま原田さんがうなずいてくれた。

原田　はい、うなずきました。うなずいたのは、我が意を得たりというところもあります。先ほど申し上げた極端に言うと、われわれが関わる人間が相手と少しでも違うことを言うと、それで相手が否定されたとか攻撃されたと思いがちですから、そうやってうなずいていく、極力相手に寄り添っていく、あまり下手にバーバルに出さない。それが大事じゃないかということを先ほど申し上げたつもりだったので、それと重なる部分が多くあり、うれしく思いました。

最後に、お一人ずつご感想を言っていただいて締めの段階に入るのがいいのかなと思うんですけれど、よろしいですか。

臨死臨床の経験

神田橋　ボクは一つ、直接には関係がないけど間接には関係があるので、最近よくいろいろな人に言っていることですが、これは臨死臨床で、臨死状態の人に、もう間もなく死んでいく人に治療者というよりも、最後お別れに来ている家族の顔を死に臨んでいる人が、手で顔をさすって、患者さんの方が家族の顔をさすってあげるように。もちろん、こちらが手を添えてあげないともうできないですが、手を持って顔をさすってあげるようにすると、とてもいい臨死状態のケアになると思って勧めています。

つまり一〇〇パーセント受け身の人が最後に積極的な役割をすることができたということは、死んでいくときにいい記憶になるのではないかと思うんです。今それを申し上げるのは、トラウマ被害者の人たちも、自分が治療者にケアをしたという体験があると、すごく自分で支えられます。それは無価値の人間であるというふうに自分を思っている人が多いからです。たとえば治療者の荷物をちょっと持ってあげるということでも、持ってあげるという嫌みとか、そういうのを考えるような人はあまりいませんから、こちらもありがたいし、そういうことが実はトラウマを抱えている人に対しての純粋なサポート、つまりサポート役をなさることが一番サポート、自分の価値が自覚できるというかな。価値体験、価値が高まる体験だというようなことを、いま盛んに思っています。それだけは今日言いたかった。

高木　ここでお伝えするかどうか、わからないのだけれども、僕、実は神田橋さんに初めてお会いして教えを受けたのは三〇年前で、そのとき地域の機関の人で地域のＰＳＷがＰＴＳＤの人に振り回されたんですよ。それで大変な思いをしていて、僕も巻き込まれていて、神田橋さんの公開カンファレンスに出たのですね。そのときに、このＰＳＷさんは口元がずっと緊張しているから、緊張をほぐしてあげなければという方向でずっとやった。カンファが終わってから、僕に「あなたはコモンセンス・サイカイアトリストだから、精神療法をそんなに勉強しなくてもいいよ」と言われてしまったんです。「あなたはよいリーダーになるように心掛けなさい」と。それをひたすら三〇年間、一所懸命頑張ってきたんですけど、今日こうして話をまた伺えて本当にうれしいです。

神田橋　精神療法に向いている人、精神療法家になるのが向いている人というのはゆがんだ人です。コンプレックスを持っている人で、そのコンプレックスをどうするかということにより成長しますから、そうでない人はコモンセンス・サイカイアトゥリィのほうがずっとその人らしさが光ります。その証拠がそこにあります。

飛鳥井　今日は支援者の傷つきという、古くて新しいテーマを取り上げていただき、ありがとうございました。私も改めて今日皆さんの話を伺い、いろいろ触発されることがありました。

最後にお話ししたいのは、これから複雑性PTSDという概念が広まったり、トラウマインフォームドケアということが広まったりして、多くの支援者の人がトラウマを扱うことに、少なくとも共感的な気持ちでもって関わることになると、当然傷つきが出てきます。それに対し、それこそ丸腰で向かっていくことになると、燃えつきの問題ですとか、あるいは場合によっては組織自体が大きなダメージを受けることになるので、その対策はとにかく一緒に考えていく時期だと思います。大事なことは、まず気づいてもらうこと。個人が自分の中に起きた変化。それにより何かのダメージを受けていないか、いわゆる黒い塊のようなものがドンと胸の中に飛び込んでくるような体験なので、重苦しくもなりますし、人と話したくもなくなります。しかし、どうもそれが今の業務で抱えているようなストレスに由来するものではないかなということを気づいていただきたいのですね。これ、意外と気が付かないことがあるものですから、それに気づいていただく。

自分一人で抱え込まない

そうしたら、気づいたら、何よりも精神的に孤立しないことです。自分一人で抱え込まないこと。家族でも友人でも同僚でもスーパーバイザーでもいいですから、とにかく人とつながっていることです。それがあれば、もともと専門職になる方は一定の力を持っておられるので、そこから何らかの打開策を見つけていくことができると思います。先ほどお話ししたタイプ1とタイプ2のことだと、逆転移はどんな人でも防げないと思います。

私も二五年やっていますが、必ずどちらかに針が振れます。今日は少し疲れているからこの話は重たいなと思えば、腰が少し引けてくるときもありますし、あまりにも身につまされるような話を聞けば、それは自分自身がもう同一化といったような状況になっていきますし、自分自身もいろいろ感情を揺さぶられるようなことはあります。

これ、ちょうどタイプ1、タイプ2のどちらにもならずに真ん中のところで針をとどめているなんていうことは、器用なことはできないものですから、どちらかに振れます。ただ、そのときに自分が今どちらに振れているかをわかっているか、これが大事です。これがわかっていれば、専門職ならば修正が少し利きます。少しこちらに振れているなということがわかれば。

だから、そこのところをぜひ気をつけて仕事をしていただければと思います。決してどちらにも針が振れないなんてことはあり得ないことですから、まず自分の状態をよく自分でモニターしていただくことかと思います。

神田橋　先生、すごくいいことを言ってくださった。それでボクは言いたかったことが一つ出てきた。仲間とかスーパーバイザーとか支えてくれる人がいないと、結局、患者を捨ててしまうことになります。そして、自分が患者を捨てたということの意識のトラウマは生涯続きます。だから、そのときに患者を捨てる形で患者に新たなトラウマを加えていることが自分で自覚できますから、そのトラウマが、自分が加害者であったというトラウマがずっと続きます。それは被害者としてのトラウマよりももっと深刻です。そうならないようにちゃんと自分をサポートしてくれるシステムが、いま飛鳥井さんがおっしゃったようなものが全部大切です。振れることについての自覚とか全部そうです。みんな、それはそう考えておくと、トラウマの家族に対してもいくらかいたわりの気持ちみたいなものが生まれます。とボクは思います。

原田　私も飛鳥井さんの発言を本当にそうだと思いながら、身につまされて伺いました。日々の外来診療で忙しいですが、カルテを持ったときに、患者さんの名前を見て、やはり振れるんですよね。背景に重いものを持っている人だと、先生がおっしゃるように、どちらに振れるか、本当にさまざまです。そのことを瞬間的に自覚して、修正する作業は本当に短時間のことですけど、そういった積み重ねが大事だろうなというふうに改めて感じました。

今日は本当にありがとうございました。今回、『複雑性ＰＴＳＤの臨床』という本を出すことに関与させていただき、非常にありがたく思っていましたし、今日はこのテーマについて尊敬する皆さんと長時間にわたりお話しできる機会を頂き幸せに感じました。長時間ありがとうございました。

（二〇二一年四月四日　月曜日）

第Ⅱ部　座談会を終えて

「型」と「型破り」

飛鳥井　望

本セッションの冒頭と終わりで司会をされた金剛出版代表取締役の立石さんとは、二十五、六年前に同社刊行の『法と精神医学の対話』シリーズに寄稿した際にお目にかかったのが、確か初めてであったと記憶している。その後も拙著や翻訳書でときどきお世話になることがあった。ことに国際トラウマティック・ストレス学会による『ＰＴＳＤ治療ガイドライン』では、初版の翻訳刊行を引き受けていただき、その後の第二版に続いて、現在は第三版の翻訳刊行に向けた準備を担当編集者の方に進めていただいているところである。

その立石さんから、原田さんの編集による『複雑性ＰＴＳＤの臨床』刊行記念のトーク・セッション企画のお話があり、さらに今回は、セッション録の発刊に際して、エッセイ風の小論をとの寄稿依頼をいただいた。

旧知の間柄である原田さんからのご指名で参加した本セッションでは、視聴されている方々になるべくわかりやすいようにと心がけたが、進行役の原田さんにとてもうまくリードしていただいたおかげで、基本的なところはだいたいお伝えできたように思う。つまるところは、「型」を身に着けてこその「型崩し、型破り」であり、「型」が身に着いていない「型なし（形無し）」には、すべてとは言わないが、どうしても危うさがつきまとってしまうのである。これは囲碁、将棋の定石から、空手や能、歌舞伎といった武道や芸事全般にもつながることではないだろうか。「型」はアプリオリに存在するのではなく、伝統芸能であれば代々積み重ねられた歳月の中で醸成されたものであり、医療であれば強固な科学的エビデンスの裏付けのもとにコンセンサスを得たものである。その上で、パフォーマーの経験的工夫を自由に活かす余地も十分に残されている。セッションの中で印象的であったことの一つは、高木さんから、発祥地での本来のオープンダイアローグは、家族療法のトレーニングと経験を積んだ専門職ファシリテーターのもとで進められているとうかがったことである。つまりオープンダイアローグも、従来の家族療法の「型」を身に着けたセラピストがそれとなく舵取りをしている「型破り」なアプローチなのかと合点がいった。

実は、神田橋さん、高木さんとお話するのは初めてであった。トーク・セッションというのは、これも醍醐味のひとつで、著作を読ませていただくときとは違って、初対面の人から醸し出されるお人柄を感じることのできる機会ともなる。

精神療法学の大御所であられる神田橋さんは、ご高齢となった今でも、あるいは益々と言った方がいいのかもしれないが、頭の回転が速く、感性豊かで、自由な精神をお持ちの、文字通り三拍子そろった稀有な方だなあと僭越ながら思った。精神療法に関心の高い多くの人々をこれまで魅了してこられた理由が、なるほどとすぐに納得できた。別にここで胡麻を擦っても得することはないので、ちょっと羨望の気持ちもこめての正直な感想である。ただ、そこで「五本指いい子」「コアラの気功」「焼酎風呂」の世界にジャンプすることには、これも正直なところ足がすくんでしまうのである。

さてその神田橋さんから高木さんが精神療法家ではなくコモンセンス・サイカイアトリストを目指した方が良いとアドバイスされたというエピソードをセッションの中でうかがって、妙にうなずけるようで面白かった。というのは、明るくエネルギッシュで、発想が自由で行動的なお人柄とお見受けした高木さんは、実社会の中で物事の改革をめげずに押し進めることのできる、イノベーション・ドライバーとしての資質を備えた方のようだなあと感じたからである。高木さんはクリニックで訪問診療をされながら、地域で暮らすメンバーと一緒に地ビールの生産販売と店舗を立ち上げ、経営に携わっておられるともうかがった。どちらも地域精神医療の新たな試みであろうが、実際には日々湧き起きる大小諸々の事柄の調整解決を迫られるお仕事であることは容易に想像がつき、やはり診察室の中の「精神療法家」にするにはもったいないような能力を発揮されているのであろうと勝手に思い描いてしまった次第である。

その高木さんのブリュワリーが京都の一乗寺にあることは原田さんからうかがっていた。そこでトーク・セッション開始前の挨拶のとき、開口一番に一乗寺界隈の話となった。

京都市内の出町柳から鞍馬や八瀬比叡山口に向かう叡山電車の一乗寺駅を降りて、曼殊院道を東に向かって歩くと、宮本武蔵と吉岡一門との決闘の地として有名な「一乗寺下り松」があり、脇に碑が立っている。叡山電車の線路を挟んで逆方向の西に向かって歩くと、ほどなく「K社」という本屋がある。英国のガーディアン紙の世界ブックショップ・ランキングで九番目に紹介された本屋である。店内に入ると、普通の書店とは違う、何とも言い難い居心地の良い別空間に包まれたような気分になれる。

叡山電車一乗寺駅の一つ先が修学院駅で、駅から少し離れた場所に修学院離宮がある。そこを訪れたときは盛夏の昼過ぎであった。観覧予約時間の少し前に着くと、酷暑の中、バックパッカーの外国人女性が一人門前の脇に座り込んでいたのを覚えている。庭園では、夏の強い日差しを受けた松並木の青さがことに印象的であった。離宮を造営した後水尾上皇の作と伝えられている詠歌、「世の中は　気楽に暮らせ何事も　思えば思う　思わねばこそ」も、以来格好の処世訓の一つとさせていただいた。なにせ昭和天皇に次いで歴代二番目に長命であった上皇による、絶妙なストレス対処の処世訓である。

高木さんのブリュワリーがある一乗寺の話になったとき、それまで長い間思い出すこともほとんどなかった、一乗寺駅界隈、下り松、K社の店構えや店内の趣、修学院離宮の夏の日差しと風景が次々と浮かんでいた。自伝的記憶がこのように次々と引き出される様は不思議と言えば不思議だが、とめどもない記憶の連なりは、それが人生史の一端の証ともなり、過去の時間を豊かなものにしてくれる。

トラウマとは、本来豊かであるべき過去の時間を塗りつぶしてしまうものなのだろう。刻みこまれたトラウマの記憶は、それに付随する自伝的記憶とともに封印され、人生史の一部が失われることになる。

DSMにせよICDにせよ、トラウマ記憶がもたらす病理としてのPTSDなり複雑性PTSDなりの診断の「型」に対しては、トラウマ焦点化治療、つまりトラウマ記憶に向き合うこと（エンゲージメント）によりコントロールできる記憶に改変し（思い出しても大丈夫）、否定的な意味づけを修正し（あのような状況で、自分なりに精一杯のことはやれた）、回避しなくてもすむ生活を取り戻す（いまは安全とわかって馴れれば不安は薄らぐ）ことが、現在では堅固なエビデンスに裏付けられた効果的治療の「型」となっている。

一乗寺のK社に立ち寄ったとき、店内で目にとまった六車由美氏の『驚きの介護民俗学』[1]を購入したこともはっきりと覚えている。同書には、民俗学者で介護福祉士でもある作者が、老人ホームのお年寄りから聞き書きを続けた内容が記録されている。その中には、封印されていた悲惨な戦地体験の「心の襞に溜まっていた記憶の澱もすべて吐き出してしまおうとしているような」ナラティブを聴き取り、作者が時系列に並べ直して文章化し「思い出の記」にまとめたことも書かれている。そのようにして、トラウマ記憶も他者と共有できる自伝的記憶として人生史の中に織り込まれていく。このようなナラティブを通したトラウマ体験の記憶の整理は、トラウマ焦点化治療による記憶処理のメカニズムともあい通じる部分があるように思える。

ところで申し訳なかったことに、セッション中にインターネット回線の不調から原田さんの発言で聞き取れない箇所があった。セッション録を読んで、そのときは「ポリヴェーガル理論」についてのコメントを求められていたことがわかった。

トラウマと情動反応と自律神経系の働きには強い連関があることはもとより説明するまでもないだろうが、同理論については、どこまでが神経科学的実験の裏付けを得たことであり、どこからが理論的仮説なのかが、個人的には釈然としないでいる。独創的なトラウマ・セラピーは、有効性エビデンスによる説得力が不十分であると、えてして神経科学理論の鎧で説得力を高めようとするが、近年は人気の高い同理論がその目的をかなえてくれている代表のようである。いずれにしても神経科学の一理論である以上、将来的には、実験的裏付けのある理論として生き残るか、理論的創作のまま廃れるかの道をたどるのではないだろうか。

さて、今年からはＩＣＤ-11のＰＴＳＤと複雑性ＰＴＳＤのグローバル化がはかられることになる。トラウマ体験の記憶がもたらす病理現象とその回復の軌跡は、個人によっても民族・文化によってもさまざまなのは周知のことであるが、その中でＰＴＳＤ診断とエビデンスに基づく治療という「型」と、そこからの「型崩し・型破り」の可能性をこれからも探り続けることになるのであろう。そしてそれは、生活の質とウェルビーイングの向上を図るための治療的助言や援助と合わせてのことである。

ことに複雑性ＰＴＳＤの治療論については、勿論のこと、掘り下げるべき内容が多く、とりわけ安定したアタッチメントスタイルの形成不全と解離の問題は治療の過程に色濃く反映する。それらも含めて、現段階で考察できる範囲ではあるが、わが国のトラウマ焦点化治療のエキスパートの方々のご協力を得て、他書[2]で少し詳しく解説したのでご参照いただければ幸いである。

（1）六車由美『驚きの介護民俗学』医学書院、二〇一二

（2）飛鳥井望編『複雑性ＰＴＳＤの臨床実践ガイド――トラウマ焦点化治療の活用と工夫』日本評論社、二〇二一

「経験」となりえなかった「体験」

神田橋 條治

離乳食の開始期はしばしば試行錯誤です。おおよその常識的手順はありますが、個々の幼児の特性と食品との相性があります。新しい体験だからです。呑み込めなかったり、吐いたり、下痢したりの拒絶反応が起こります。そうした身体の拒否反応の多くは、育児者に受け入れられます。「食」については概ね順調です。「衣・住」については、多くの場合、育児者が観察力で察知をして、適切な加減を行います。それらは、乳児の「資質・準備状態」とのマッチングにより、生体に馴染む「経験」として融合します。

神経系の発達は、五感と行動の欲動として発露します。適切な外界との出会いは「経験」として融合します。「質・量の適切な外界との出会いの欠如」「質・量の不適切な外界との出会い」は、通常は「不幸な経験」となります。「不幸な経験」は、生体の「歪み」を代償にして、共存し・馴染むので、「個性」の構成物となります。つまり、そうした「経験」はしばしば、天与の資質の発揮を妨げて不自由にします。その制限を受けた状態で、さらなる人生の体験を経てゆきますから、不自由は拡大再生産されます。「育ち」と呼ばれます。

内省精神療法のいずれもが共有する、歴史を扱う作業は、人生体験の近過去の経験を取り上げて、そこでの体験と資質（これもまた経験の歪みを内包しています）との切り離しを行います。切り離された体験は、資質に馴染まない、資質を歪めた体験、と見なし「トラウマ」と呼び、その排除のために、馴染もうとしてきた工夫を「脱学習」する、新工夫を行います。新工夫が成功し、資質に若干の伸びやかさが獲得される「気持ちがいい」が生じると、資質の天性の成長欲が、次の歪み体験を探索し、さらなる「トラウマ」を発掘します。「洞察」と呼ばれます。しばしば、「トラウマ」の発見と資質の発見が同調します。これは歪んだなりの纏まりを維持していたシステムの、一過性の混乱・革命をもたらしますから、洞察の後には休息が必要です。良質の育児環境の雰囲気を維持した、「抱く」治療関係がそれです。

以上を要するに、精神療法の本質は、複雑性ＰＴＳＤの発掘と解放であるとの視点です。

ところで、「養育には環境が大切である」、との正しいテーゼのもとに、色々な習い事や塾めぐりが流行りになっています。その際、「孟母三遷」の故事が引用されますが、とんでもない勘違いです。孟子はとても豊かな資質の子だったので、三つのどの環境からも、豊かな学習経験をしました。母はその中から自分の価値観に合うものを孟子に押し付けたのです。それよりもボクが気がかりなのは、幼い孟子は、せっかく馴染んで充実していた世界や人々との関係を剥奪されて、やむなく、不動の環境である母への愛着を強化することで、トラウマを処理したはずです。ところが、「孟母断機」により愛着は拒絶されます。この体験はそのご、折に触れてフラッシュバックしたはずです。孟子が、その優れた資質を動員して、二つのトラウマを抱え込んだ工夫が「性善説」というドグマでしょう。すべては「母の愛情」に起源するとの総括です。苦し紛れの、内向きの信念は、窮屈な雰囲気を醸し出しますから、孔子のような多士済々の弟子集団は、生まれる筈はありません。孟子は、可哀そうな境遇を天性の資質で、なんとか間に合わせましたが。凡々たる資質の子はどうしたらいいのでしょう。前述のテーゼは、「養育には資質と環境との相性が大切である」と修正されるべきでしょう。相性の良い環境では、個体のいのちは「場を得た」反応をします。外目には、「自発性」で生き生きと活発であり、自覚的には「気持ちがいい」です。さらに敷衍すると、こどもたちの示す「異常な」症状のなかに、「その子なりの天性」の発露としての切ない工夫を嗅ぎ取り、相性の良い環境を設定するのが「治療者の知恵」でしょう。

恩師、桜井図南男先生は、東京山の手のお屋敷で育った「坊ちゃん」でした。親の眼鏡にかなった友達と、屋敷内で遊ぶようにしつけられました。時々発せられる「べらんめぇ口調」は子どもの時代の、憧れの下町の文化です。先生は「理論」の窮屈を嫌悪されました。「そういう見方」と遇しておられ、「フロイトはなかなか良く考える人だ」などといわれ、学会などでは、「なるほど、目の付け所がいいね」と評されていました。ボクは、「洒落たことを思い付いたな」と言われて、飛び上って喜んだ記憶があります。ボクは「不自由嫌悪」の一点だけ先生と共有していましたので、精神分析の理論には馴染めず、結局、もの心ついて以来止まることのできない、連想する脳、に馴染む「自由連想」の習慣だけで過ごしてきました。若いころのボクらの仲間は、桜井先生のあり様を、敬意をこめて「コモンセンス・サイカトリー」と評し、それを理想像として臨床研鑽をしてきました。高木さんの成育史は存じませんが、同じ「不自由嫌悪」の資質と学習とを嗅ぎ取って、あの助言をしたのです。それにしても「いのち」が可哀そうな世の中になりましたねえ。「おぞましい事件」の頻発が、「いのちの悲鳴と必死の工夫」と感じられてなりません。

「世界は一個の大きな病院になる」ことから逃れて

高木　俊介

　ここに書くのは恥ずかしいが、私はＰＴＳＤやＣ‐ＰＴＳＤの専門家でもなければ、臨床経験が豊富な者でもない。むしろ、治療経験としてはほとんどないと言っていいくらいである。この二〇年近くはもっぱら重度の精神病者の地域生活支援にかかわってきて、特定の精神療法やもろもろの技術を学んだということもない。原田誠一さんがなぜ私を自身の編集する『複雑性ＰＴＳＤの臨床――〝心的外傷〜トラウマ〟の診断力と対応力を高めよう』（金剛出版）という、この時期において画期をなすような出版企画に誘っていただいたのか、実を言うとその経緯すら思い出せないでいるのである。

　ましてや、その本をもとにした今回の座談会である。ＰＴＳＤの研究で斯界を当初からリードされてきた飛鳥井望さん、精神療法の世界ではもはや神格化すらされている神田橋條治さんと語り合えというのだ。ヘタをすると、自分の無知と無策をさらけ出して、一生のトラウマになりかねぬ。

それでも恥を承知で引き受けたのには、わけがある。もう三〇年以上昔、神田橋さんの「自閉の利用」というそれまでの統合失調症の患者さんの医療について一八〇度見方を変えられるような論文を読み、ぜひとも教えを乞いたいと公開スーパービジョンでケース発表をしたことがあった。その時から神田橋さんに密かに私淑してきていたからである。

このスーパービジョンでのケースの話も今ではおおかた忘れてしまったが、統合失調症なのか境界パーソナリティ障害なのか診断の難しい、衝動的で破壊的な行動を繰り返す若い女性のケースだった。母親が統合失調症で彼女の幼少時に離婚して遠方の地で入院しており、父親の男手に育てられたが、父親は娘が母親と同じ病気のような行動をすることが我慢できず、過度に厳しく接していた。その彼女は父親を拒否し、遠くの病院に入院している母親に会わせろと父に迫るが、父親は断固それを許さない。しかし、入院中の彼女の唯一の希望は、母との面会だった。

だが、当時は精神科治療の世界の雰囲気も、またそれに染まっていた私にとっても、母親との面会は彼女に失望をもたらす危険な方策のように思われた。神田橋さんは、このケースへの私の躊躇を聞き、「なぜ連れて行ってあげないの？　お母さんは慢性の統合失調症の人なんでしょ、おそらく精神病院の片隅でひっそりと過ごしていると思う。彼女の精神病へのイメージを変えてくれる。母と同じ自分を怖れている彼女は救われると思うよ」とアドバイスをくれた。そして、「あなたがやっていることは、どの精神療法の流派でもなく、コモンセンス・サイカイアトリーですよ、その道を進むのがいいよ」と背中を押してくれたのだ。もちろん、神田橋さんの本領のひとつは寸鉄人を刺すがごときの痛烈な皮肉であることもあり、精神療法のまったくの門外漢の私に対して、コモンセンスとはほんとうはある種の皮肉だったのかもしれない。しかし、私はこのコモンセンス・サイカイアトリーという言葉がすっかり気に入ってしまい、この言葉をたずさえながらその後の道を歩むことになるのである。

そのCommonというずっと私の胸底にあった言葉が、神田橋さんと座談させてもらうことで、記憶の底から私の意識にせりあがってきた。そして、Common-PTSDという私の勝手な語呂合わせを今回の座談会で披露させてもらったのだ。

「人道主義が最後の勝利を占めるというのは真実であろうと思う。ただ私は同時に世界は一個の大きな病院となり、各人はお互いに他人の人道上の看護人となり終わるのではあるまいかと、怖れているのだ」（ゲーテ『イタリア紀行』）

ゲーテは、ナポリの歓楽の表面的なことを延々と批判的に書き綴った章で、唐突にぽつんとこの一文を置いた。それは大衆社会・福祉国家への貴族的な批判かもしれないが、より普遍的には、文明の発展がもたらす人間精神の脆弱化に対する警鐘であろう。現代に生きる人間にとって、トラウマは普遍化し、「世界は一個の大きな病院」となる。

現代精神医学におけるPTSDとCPTSDの再〝発見〟の物語は、私たち人間が如何にヴァルネラブル（vulnerable）、フラジャイル（fragile）であるかということを受容してきた歴史である。それは私たちの生物学的な壊れやすさだけではなく、むしろゲーテが危惧したように社会のありように決定された精神の脆弱性である。私たちの社会（特に先進国）は、リスク社会と言われるように、人間が安心して過ごしていけるような安全性感覚の崩壊がジワジワと背後から迫ってきているような、漠然とした不安が蔓延する社会である。規範や道徳感覚が麻痺してすべては相対的であり、親しい隣人のない世間で孤独に放置され、情報が満ちあふれて過敏となっている。そして、このような社会の様態は、奇しくも個人における複雑性PTSDの病態と正確に対応している。目下のコロナ禍における、インフォデミックと権威主義の相克も、個人と社会のPTSDがもたらしたものだと言えるのではないか。

もちろん、私のCommon PTSDは診断名ではないし、特定の病状を指す言葉でもない。座談の中で述べたように、私は重度の精神病者の地域生活支援を多職種のチームとして行っている。そこでは医療を中断し支援を拒否している人たちに出会うことが多く、そのような一般には「処遇困難」とか「拒絶的」、あるいは端的に「慢性重症」と言われている人たちに長い時間をかけてかかわっていく。すると、その背景に医療そのものが強い外傷体験になっていたり、機能不全の家族のなかで虐待やネグレクトに近い事が起こっていた事実に出会う。これらの例から、濃厚な支援が必要な精神障害者の背景には、多くのトラウマが刻印されていることを知ることになる。濃厚な支援を必要とする重度の精神障害には、「ごく普通に（commonly）」ＰＴＳＤとしての側面があり、そのことに意識的になることが支援に必要な視野を広げるのではないだろうかという意味で、Common PTSD と表現したのである。

もう一方で、今後は身体・知的障害者支援も含めたさまざまな場面で、支援者が抱えるトラウマが問題となってくるだろう。これには、障害者支援が制度として整うことで、支援の場面に金銭関係、つまり雇用被雇用という関係が入ってくるというシステム上の問題がある。この問題は、本来もっと掘り下げられなければならないと思うが、障害者問題一般の中でもおそらく手つかずの問題であろう。さらに、支援者側の問題として急速に広まったシステムの中で、おそらく福祉的対人支援という職業に求められる知識や資質が問われないままにこの仕事に従事してくる人が増えていくことで生じるだろう問題がある。この問題のうちかなりのものは、支援関係の中で生じるトラウマ的出来事であるか、支援者自身がそれまでに抱えてきたトラウマを賦活されて生じるものであろう。ここにもCommon PTSDとして、今後考えていかねばならない課題がある。

対人支援という、かつての社会では共同体的な人間関係の中で担われてきたケアの多くの部分を、私たちは今、職業として担わねばならない。同時に、援助される者にとっては、ケアされるという、これまで個としてこの社会の中で自立を強いられてきた私たちにとって大きな生き方の変換を迫られざるを得ない経験に、職業的な人間関係の中で直面することになる。

このことは、リスク社会といい、後期近代という、私たちの身近から「なじみ」が失われていく社会で生きていくことの宿痾である。私たちはみな、今日の躓きが明日のトラウマとなるようなヴァルネラブルでフラジャイルな生を生きている。

ケアとは、本来、それぞれのホームグラウンドのうちで、馴染みの関係の中で営まれるものであった。そのような人類社会の揺籃期がすでに終わり、世界が一個の病院となるような世界に私たちが生きているのだとしたら、ケアを営むすべての組織や関係、個人の中にＣＰＴＳＤの兆候を読み取ることが、この世界を一個の冷たい病院システムとしてしまわないために必要なのではないだろうか。

三〇年前、私の躓きの石となっていた若い日の臨床態度から、その先に導いてくれた先達である神田橋さんと、今やっと向き合って話せる機会をこのような形で得て、そこで私に向けて投げられたいくつかの言葉を受け止めながら、こんなことを考えていた。そして、その対話を、座談のメンバーとして側で聞いてくれていたお二人、飛鳥井さんと原田さんも、ありがとうございました。

わたしの複雑性ＰＴＳＤ臨床

――三八年間、素人なりに対応を試行錯誤してきた一精神科医の実践の紹介

原田　誠一

はじめに

今回の座談会に関する打診を金剛出版からいただいた際、当初の提案内容は「どなたか意中の先生と、二人で対談を」というものだった。その際、「折角やらせていただくのなら……」と私が目論んだのは、①複雑性ＰＴＳＤを専門となさっている先生に参加していただき、最新の正確な知識・経験（飛鳥井さんの仰る「型」）を視聴者の皆さまにお届けすると共に（趣旨A）、②これまで我が国で営々と蓄積されてきた独自の臨床の知も供覧し、それが「船来の正

統的な病態理解・治療の方法論」と相補的な関係にあることを示して、諸兄姉の参考にしていただこうという内容であった（趣旨B）。

『複雑性PTSDの臨床——〝心的外傷〜トラウマ〟の診断力と対応力を高めよう』（金剛出版）への寄稿者の中から、エキスパートとして飛鳥井望さん（本稿では「先生呼称・撲滅運動」を展開・奮闘中の高木さんの卓見に敬意を表して、「先生」などの敬称を用いないことにする。以下、同じ）、独自の臨床経験を積んでこられた神田橋條治さん、高木俊介さんをお招きして、四者の対談にできたらと望んだ。するとこの企画案を金剛出版の立石正信さんがご了解下さり、更には飛鳥井、神田橋、高木さんの同意もいただけるという望外の好展開に恵まれた。

妙なる幸運に感謝しながら迎えた当日の収録では、簡にして要を得た飛鳥井さんの名レクチャーを伺うことができ、「趣旨A」は達成できたと思う。しかるに私の司会の不手際もあり、「趣旨B」は構想通りには実現できなかったなぁ、というほろ苦い想いが残った。

こうした中、金剛出版から対談内容を刊行して、寄稿を希望する参加者の文章の収録も可というお申し出が届き、捲土重来の好機到来、私は「趣旨B」と関連のある事柄を自分なりに記してみようと肚を据えたのですね。そしてその方法として、①私が医者になった一九八三年から今年（二〇二一年）に至る三八年の間に、複雑性PTSDと関連のある臨床実践を行ってきた内実を、自著論文の一部を紹介する形で供覧し、②現在実践している私なりの複雑性PTS

Dの臨床流儀を素描するやり方を採ろう、と思い定めた。

本稿の前半部分で、自らの臨床体験の歴史を伝えることを企図したのは、元来トラウマへの深い関心を抱いてはいなかったごく平均的な精神科医である私が、精神医療に携わった直後から現在まで、結果的に一貫して複雑性PTSDに関わってきた事実を示すことに、一定の意味があるだろうと考えたためだ。こうしたレポートを通して、精神医療におけるトラウマ現象の普遍性や重要性を伝えることに、それなりの意味があるかもしれないと感じたのである。

後半部分で、複雑性PTSDに関する専門的な研修を受けていない、やはり今日の平均的な精神科医の一人である私が、素人なりに実践している複雑性PTSDの臨床の概略を述べてみようと思った理由の一つには、村上[13]による次の見解と重なる点がある。

「『トラウマへの対応とは即ち特殊な専門技法である』とみなされる」ことには、違和感がある。……『まずはその人の人生全体を俯瞰して、成育歴や生活歴を教えてもらい、つらかった時期も話そうと思う範囲で話してもらい、そのうえでトラウマ的なものはすぐに解決はできないにしても、当面はそれを抱えながらも、普段の生活をいかにして安心して安定したものにしていくかを話し合い、支援する』、これがまずは基本ではないだろうか。……この基本的対応をしたうえで、トラウマ専用技法の治療が必要であったり奏功する例は多いと考えられる。」

もう一つの理由は、複雑性PTSDの臨床領域における我が国独自の業績、たとえば神田橋[4・9]、中井[10・15]、山中[24・25]、下坂[20]、村瀬[14]、田嶌[17・21]、安[10]、貝谷[3]の卓越した臨床の知を、私がすこぶる高く評価していることと関連が深い。こうしたかけがえのない珠玉の臨床実践を学んで、一部を（できる範囲で）活用しながら実践している自分の臨床流儀には、舶来の正統的な治療法を用いる際にも参考にしていただけるところがあるかもしれない、というほのかな期待を（勝手に）抱いているのである。今回、私なりの「複雑性ＰＴＳＤのコモンセンス・サイカトリー」を紹介させていただく背景事情を、ご理解いただければ幸いです。

「はじめに」の掉尾に、本稿で複雑性ＰＴＳＤという術語が意味する内実についてコメントを記しておく。本稿でいう複雑性ＰＴＳＤは、ＩＣＤ‐11の診断基準を満たす内容に加えて、いわば軽症・複雑性ＰＴＳＤと称するのが適当と思われる病態も包含している。軽症・複雑性ＰＴＳＤとは、①原因となった外傷体験が「生命に危険が及ぶ程ではなく、また性的暴力にも該当しない過酷な体験、すなわち養育者による虐待（心理的虐待を含む）、激しいいじめや各種ハラスメントの被害、暴力的な教師による行き過ぎた体罰」などであり、②ＩＣＤ‐11の複雑性ＰＴＳＤの診断基準は満たさない場合が少なくないと思われるものの、③ＰＴＳＤの三症状カテゴリー（再体験症状、回避症状、脅威の感覚）と自己組織化の障害ＤＳＯの三症状カテゴリー（感情制御困難ＡＤ、否定的自己概念ＮＳＣ、対人関係障害ＤＲ）の双方がみられる病態の仮称である。

私の個人的な見解にすぎないが、（a）前記のように軽症・複雑性PTSDにもPTSDと自己組織化の障害の双方が認められ、（b）複雑性PTSDの治療（例：心理教育、神田橋処方や神田橋気功、ハロペリドールHPの少量投与）が有効であるため、この病態を複雑性PTSDに準じたものと理解し対応することに意味があるだろう、と考えている。

一　三八年間、素人なりに複雑性PTSDと関わってきた一精神科医の論文の紹介

ここから、私が医者になってからから今日までの三八年間に、複雑性PTSDと関連のある臨床実践を考察・報告してきた一八編の論文を供覧する。以下、年次順に論文のタイトル、概要、コメントを簡単に記していく。

①原田誠一、清水康夫「青年期に分裂病状態を呈した自閉症の一例」臨床精神医学 15: 1793, 1986

概要　医者になって三年目に、共著者・清水の指導を仰ぎつつ初めて書いた論文である。知

的障害のある二〇代男性が幻覚妄想状態となり、接枝分裂病の診断名で精神科に入院して当時研修医だった私が治療を担当した。成育歴を聴取し、自閉症があったことが判明。加えて、幻覚妄想症状が学校・職場で過酷な暴力被害を頻繁に受けた体験のフラッシュバックであり、統合失調症の典型的な陽性症状と異なる特徴が見られることを報告した。

コメント　自閉症者が幻覚妄想状態を呈した症例報告として、我が国の嚆矢の一つ。過酷な暴力被害（例：ハンマーで頭を叩打される、ナイフで切りつけられる、ハサミを投げつけられる）のフラッシュバック・悪夢が主症状であり、回避・脅威の感覚や自己組織化の障害も認められ、複雑性ＰＴＳＤの診断に該当すると思われる。

②原田誠一「精神分裂病の精神病理と精神療法に関する一考察――一部の患者が病前から持つ恐怖感・絶望感と、治療に伴う変化について」精神科治療学 8, 1491, 1993

概要　一部の統合失調症患者は幼少期より心理的・身体的虐待を受け、「自分が自分でいられない恐怖感、絶望感」を抱いている。この軽症・複雑性ＰＴＳＤ～複雑性ＰＴＳＤに該当する体験がさまざまな悪循環を生んで、統合失調症の発症リスクを高める因子になりうることを指摘した。加えて、こうした特徴が治療経過に伴い変化する様子を記した。

コメント　医者になって一〇年目の論文である。一〇年間精神医療に携わる中で、過酷な外傷体験の既往が統合失調症の発症と関わっていると思われる症例を何例か担当して、その臨床経験に基づく見解を述べた。

ここに出てくる患者の表現「人間扱いされず、物にされる感じが小さい時からあったが、何かのきっかけでこの感じが出てくるとおかしくなり、ひどく混乱してしまう」は、複雑性PTSDの外傷記憶の活性化～フラッシュバック体験に該当するだろう。本論は、日本統合失調症学会が監修した成書(16)の記載「乳幼児期や児童期における虐待や母性剥奪への曝露は、当然統合失調症の発症リスクを高める」の、具体的な記載の一つと考えている。

③原田誠一「境界性人格障害の治療導入期の一技法――患者・家族の心理教育用の「病態モデル図」の紹介」 臨床精神医学 28 : 1351, 1999

概要　複雑性PTSDと関連が深い、境界性パーソナリティ障害でみられる悪循環を図で示した「病態モデル図」(図1)を考案した。この「病態モデル図」を用いて、境界性パーソナリティ障害の病態と改善の方向性を患者・家族に伝える心理教育の試作品を、本論で紹介した。

コメント　精神科診療における心理教育の重要性を痛感して、私は各種精神障害で試行錯誤を行ってきたが(例：統合失調症の心理教育用パンフレット「正体不明の声」(1))、本論はそ

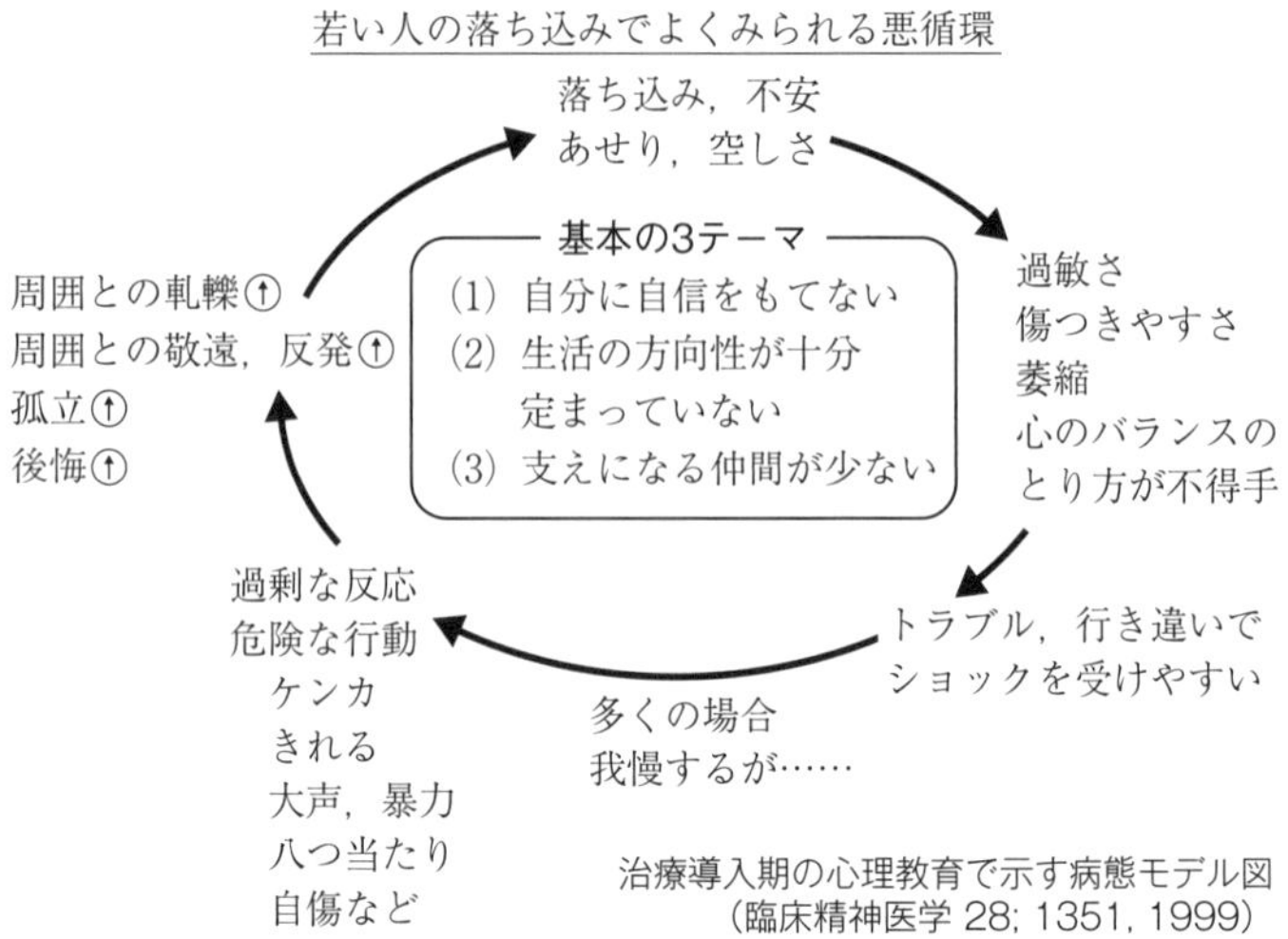

治療導入期の心理教育で示す病態モデル図
（臨床精神医学 28; 1351, 1999）

図１　境界性パーソナリティ障害の病態モデル図

の境界性パーソナリティ障害版である。病態モデル図から分かるように、ここでは感情の制御困難、否定的自己概念、対人関係障害が、三者の相互関係をふまえた形で示されており、複雑性ＰＴＳＤの自己組織化の障害に関する情報提供（悪循環の仕組み、改善の方向性）と重なる面がある。

後年、複雑性ＰＴＳＤの心理教育を試作して外傷記憶の活性化に伴う変化（図２）を説明したが（後述）、そこでは主に複雑性ＰＴＳＤのＰＴＳＤと共通の三症状カテゴリー（再体験症状、回避症状、脅威の感覚）を解説している。それ故、前者（境界性パーソナリティ障害の心理教育）と後者（複雑性ＰＴＳＤの心理教

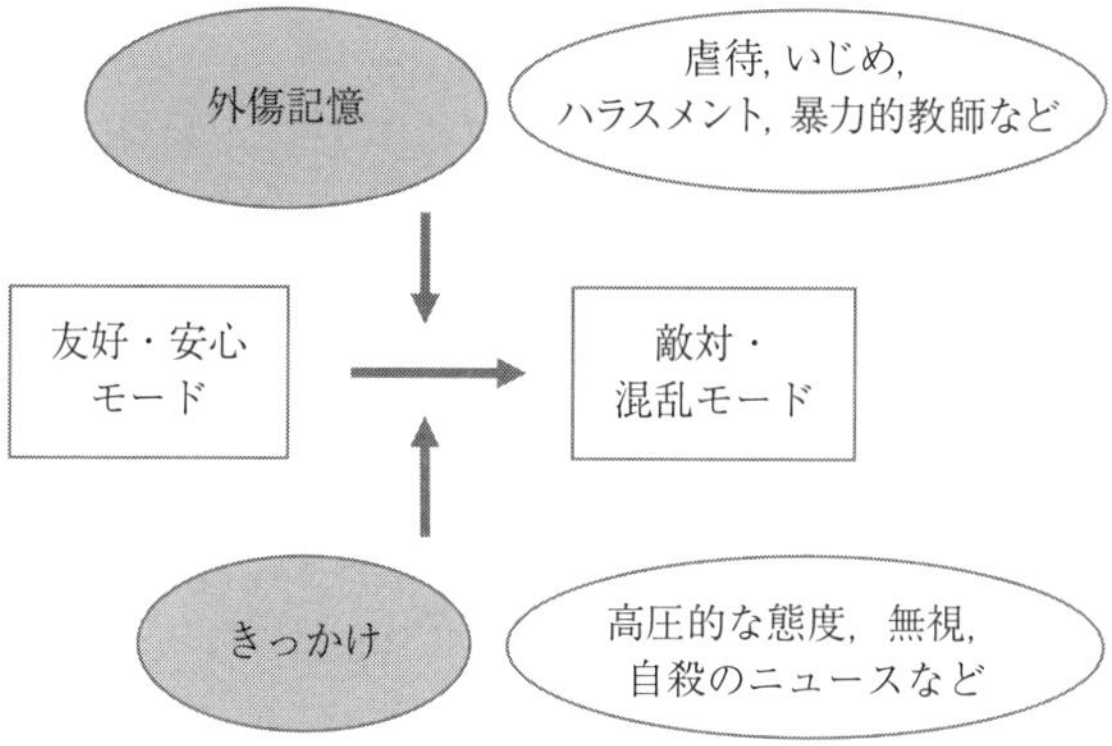

図２　複雑性 PTSD ～複雑性外傷記憶の説明図

育）は相補的な関係になっていると称することが可能かもしれない。

④原田誠一「外傷性精神障害に該当するパニック障害」貝谷久宣、不安・抑うつ臨床研究会編：パニック障害症例集．日本評論社、2001

概要　広場恐怖を伴うパニック障害を発症した、高校三年生（女性）の症例報告。薬物療法抵抗性のため、当時私が所属していた病院を受診した。現病歴を聴取する中で、クラブ活動の顧問の教師からハラスメント的な対応を受け続けており（例：皆の前で怒鳴りつけ叱責される、胸倉をつかまれて詰問される、長時間正座を強いられる）、そのことが起因となってフラッシュバック、回避、解離症状が生じていて、主診断がパニック障害（広場恐怖を伴う）になっている事情が判明。

　更には父親が「わがまま」「心が弱い」ととらえて、本人に厳しく接していることが増悪・遷延因子になっていた。初診時に、パニック障害の一般的な心理教育を行うと共に、以上の病態理解を本人・母親に伝えた。そして両者の了解を得た上で父親宛の手紙を書き、改善に寄与すると思われる望ましい接し方に関する情報提供を行った。

　こうした介入によって、比較的速やかに精神状態は安定。高校を卒業して生活が安定したところで、治療終結となった。

コメント　初診時には自己組織化の障害も認められ、軽症・複雑性ＰＴＳＤに該当すると思われる症例である。安心・安全の確保（＝病態についての本人・母親の理解を促し、治療の可能性と方向性を伝えた。加えて、手紙を通して父親の態度の改善を試みた）が、治療の進展に寄与した。この報告の後、複雑性ＰＴＳＤと不安障害（神経症）や気分障害の関連についての論文を少しずつ発表してきた。

⑤原田誠一、勝倉りえこ、児玉千稲、高林夏樹「外来クリニックでの認知行動療法の実践」精神療法 33 : 678, 2007

概要　薬物療法抵抗性のため紹介受診した五症例の治療で、認知行動療法ＣＢＴを導入した臨床経験を記して、「外来クリニックでのCBTの実践」の一端を供覧した。この中に、「解離症状を伴う外傷性精神障害の一例」が含まれている。そこでは解離症状の治療のポイントとして、（1）「逃げ場がない」状況で出現した解離症状はプラスの役割を果たして役立っており（例：最悪の事態の回避）、（2）「逃げ場ができる」（＝安心・安全を確保する）と症状が自然に消褪すると情報伝達（心理教育）した上で、（3）「逃げ場作り」を試行錯誤することを挙げた。

外傷性精神障害[19]の治療については、（A）前記のように「逃げ場作り＝安心・安全の確保」の試行錯誤をしながら、（B）自分の「非」と「対処の可能性」（過去と現在の相違などの検討）という二つの認知を検討することの重要性に触れた。

コメント 本論に記した解離性障害と外傷性精神障害の治療に関するポイントを、今でも私は意識して臨床の場に臨んでいる。

⑥原田誠一「「コミュニケーション強迫」と「接触強迫」に関する覚書」 精神療法 39：714, 2013

概要 「精神療法」誌の特集「ケースカンファレンスの理論と実際」（三九巻五号）の誌上カンファレンスで、私とクリニックの臨床心理士が強迫性障害のあまり知られていない二亜型に属する症例を供覧した。私たちは二つの亜型に「コミュニケーション強迫」「接触強迫」という名称を提案し、この「覚書」で私が簡単な説明を行った。

コミュニケーション強迫は、（1）ある人とコミュニケーションを交わした後に（例：会話、メールのやり取り）、（2）「自分の表現が、相手の気分を害さなかったか？」「相手は本当はどう思ったか？」などの不安が生じて頭から離れなくなり（強迫観念）、（3）不安を軽減するために相手とのやり取りを想起してチェックし続ける（心の中の強迫行為）病態をいう。

一方の接触強迫は、特定の人物（多くの場合、本人の外傷体験と関連の深い人物。典型的には虐待・いじめ・ハラスメントの加害者）に対する強い恐怖心や嫌悪感があり、患者は当該の人物との直接／間接の接触を極力避け（回避）、触れてしまったと感じると、その部位を過剰に拭いたり、洗ったり、消毒する（強迫行為）病態。この二亜型には、複雑性PTSD症例で多く認められるという共通点がある。

コメント　特に、コミュニケーション強迫の有病率はかなり高いと私は推測している。しかるに、（1）主な強迫行為が心の中の強迫行為であるため治療者がその存在に気づきにくく、（2）病態が認識されず適切な治療的介入が行われないと改善せず、（3）さまざまな病名（例：うつ病、双極性障害、統合失調症の疑い）がついたまま遷延しがち、という問題点がある。このため、臨床家がこの病態と治療的介入方法を知悉する必要があると考えている。

⑦原田誠一「短時間の外来診療における複雑性PTSDへの対応――「複雑性外傷記憶」概念を導入して行う心理教育と精神療法の試み」精神療法 44：533, 2018

概要 私が試作した「複雑性PTSDの心理教育」を紹介した論文。「複雑性外傷記憶、友好・安心モード、敵対・混乱モード」を三つキーワードにして、病態と治療について説明した（図2）。

コメント この心理教育の内容は、本稿の付録1をご参照下さい。

⑧原田誠一「現代の心的外傷体験考――我が国が抱える〝変化した／変化していない〟問題点から考える」精神療法 44：837, 2018

概要 本論では人間の生命力・自然治癒力を賦活する四因子として、「からだを動かす、自然を楽しむ、良い人間・動物との関係を味わう、遊ぶ」をあげた。そして近年「我が国が抱える変化した問題点」として、（1）人間の生命力・自然治癒力を賦活する四因子を実行する機会が概して減る傾向にあり、（2）そのことがPTSDの回復過程にも悪影響を与えている可能性を指摘し、（3）PTSDを含む各種精神障害の診療にあたる現代の精神科診療・精神療法では、この事実を考慮に入れた対応を行う必要があると述べた。

コメント　具体的な内容は、本稿の付録2をご参照下さい。なお「我が国が抱える変化していない問題点」としては、軍隊・戦争にルーツの一つを持つ複雑性PTSDが、日本全体で拡大再生産されてきた歴史と現状を指摘した。

⑨原田誠一「解説（小石川真実『大いなる誤解・親子が殺し合わないために』金剛出版、2018)」

概要　複雑性PTSDの当事者・小石川による優れた著作に、縁あって私が解説文を寄せることになった。小石川は、（1）外傷体験を生み出す葛藤の強い親子関係から、（2）多種多様な悪影響が派生して、（3）子どもが後年さまざまな精神障害を発症する病態に「親子関係関連障害」という命名を提唱し、（4）その実態を優れた臨場感をもって記した。加えて、そこから抜け出すヒントや予防のための方策も述べている。

コメント　本書には、小石川が体験してきた精神医療の実情も活写されている。そこから、現在の標準的な精神医療が複雑性PTSDの治療において十分役立てていない事実、あまつさえ精神医療と関わることでかえって回復が妨げられてしまう場合も少なくないことが、説得力ある形でレポートされている。今回の座談会で高木さんが強調する「当事者が被った医療の経験からくる傷つき」（四六頁）の、当事者による迫真のルポである。この際立った特長からも、本書は精神医療関係者が紐解くべき優れた書物と私は考えている。

⑩原田誠一「複雑性PTSD～軽症・複雑性PTSDの心理教育と精神療法の試み――気分障害と不安障害を例にあげて」 精神療法 45：360, 2019

概要　複雑性PTSD～軽症・複雑性PTSDが、多くの気分障害や不安障害と関わっており、病態の難治化～治療抵抗性との関連が深いことを具体的に指摘した。

コメント　うつ病の薬物療法抵抗性～難治性と関連の深い因子として、（A）本人の四因子：否定的自動思考が目立つ、回避・強迫傾向が強い、活動量の不足、上の空、（B）環境の三因子：患者に対して周囲が過度に厳しい態度をとっている、本人にとって難しい課題が存在する、生活に重大な変化が生じて（例：失職、退学、離婚）生活の再建が必要、を挙げた。そして、複雑性PTSDでは「本人の四因子」「環境の三因子」のすべてが顕著な形で存在し、難治化につながりやすいことを指摘した。

不安障害は、解離性障害、強迫性障害、パニック障害、社交不安障害と複雑性PTSDの関連について述べた。

⑪原田誠一「現代の成人期の不安をいかに理解して、対応を試みるか——現代の社会生活の特徴～二種類のPTSD～発達障害をふまえた試論」精神療法 45：665, 2019

概要　現代の成人の不安を理解し対応を考えるべく、一九世紀以降の不安研究の変遷をレビューした論文。一九世紀半ばの近代産業社会の成立と南北戦争によって、不安と関連の深い新しい疾患概念である神経衰弱とダコスタ症候群が提唱された。

二〇世紀に入って格段に激しさを増した戦争によって、PTSD（戦争神経症、戦争後遺症）概念が生まれた。加えて、平時の日本軍で世界一高率の自殺がみられるという憲兵司令部の報告[26]を紹介した。この背景には「私的制裁という名の苛烈な身体的・精神的暴力」があり、この現象に複雑性PTSDが関与している可能性が高いことを指摘した。

コメント　戦争・軍隊を通して二種類のPTSDが世界中に広がったが、特に我が国は、（A）軍隊での私的制裁などに伴い、平時から夥しい数の複雑性PTSDが発生して世界一の自殺率につながっていた上に、（B）敗戦に伴い「アジア各地での激しく悲惨な戦闘、沖縄での地上戦、広島・長崎での原爆投下、各地の大空襲」が重なり、（C）二種類のPTSDが戦後もさまざまな形で強力な影響力を及ぼしてきた。実際のところ二〇世紀後半以降の我が国では、PTSDと関連が深いと思われる「児童虐待、過酷ないじめやハラスメント、暴力的教師の激しい体罰」～「自殺」が大変多く生じて重大な社会問題となったが、その背景要因の中に「戦争・軍隊生活～二つのＰＴＳＤ」が含まれると考えている。
本論では、（1）日本軍の私的制裁のルーツは、明治時代に軍が創設された時の「英海軍・普陸軍の私刑悪習の導入にある」といわれ、（2）軍隊・戦争以外のＰＴＳＤの重要なルーツに差別があることにも触れた。

⑫原田誠一「不安・抑うつ発作と複雑性ＰＴＳＤの関連についての私見」不安症研究 11：47，2019

概要　かねてより貝谷[3]が提唱している不安・抑うつ発作には、複雑性ＰＴＳＤとの本質的な共通点・重なりがあることを指摘した。加えて貝谷が不安・抑うつ発作での臨床的有効性を発見・報告したハロペリドールＨＰが、複雑性ＰＴＳＤの治療でも有用である可能性に触れた。

コメント　ドパミン受容体Ｄ４作動薬をラットに投与すると恐怖反応が生じるという動物実験結果から、ドパミン受容体Ｄ４遮断作用が強いＨＰが有効性を発揮するのではないか、と貝谷は推定している。かなりの割合の複雑性ＰＴＳＤ患者でＨＰの少量投与（0.75mg錠の0.25～2錠／日程度）が有用性を示すという感触を私は得ている。特に、ストレス状況下にあり外傷記憶が活性化しやすい不安定な時期を乗り切る際に、ＨＰは神田橋処方となならんで有力な治療薬の候補の一つと考えている。

このテーマに関連して、私が想起する内容を二つ追記させていただく。一つは、臨床能力に秀でた慧眼の先輩精神科医である故・織壁永次さんが、一筋縄ではいかない各種症例で少量のHPを頻用して、実際に奏功していた（=少量のHP処方で改善・安定し、投与をやめると悪化する症例が少なからずみられた）事実である。今一つは、中井[16]が「（解離性同一性障害における人格の）スイッチの過程中にはハロペリドールが効く可能性がありますす」と記していることだ。こうした織壁・中井の臨床の在り様は、本論で記した内容と関連を持つ可能性があるかもしれない、と私は憶測している。

⑬原田誠一「私のささやかなアクチュアリティ」精神療法 45 : 774, 2019

概要 日頃の診療の中で、市井の一精神科医として私が体験している実感（アクチュアリティ）を記した内容。私が精神療法の基本と考えている「受容・無条件の積極的関心、共感的理解、一致（口先だけでなく、本心で対応すること）」（ロジャーズ）と「『ともに』の雰囲気」（神田橋[5]）が、複雑性PTSDの臨床において殊更必要かつ有効であることを述べた。加えて、複雑性PTSDと関連の深いコミュニケーション強迫の病態と治療的関与の方法について詳しく触れた。

コメント　本論で、池内[2]の「日本人の『横取り症』体質」に関する論を引用した。池内の優れた指摘は、今回の座談会で高木さんが強調している内容（「今の日本の現状だったらダイアローグするということの基本を押さえ、ゆっくり人の話をお互いに聞き合うだけでも、相当な人が救われると僕は正直、思っています」一一五～一一六頁）と重なる部分が大きいと思う。興味をお持ちの方は、池内[2]や本論をご参照下さい。

⑭原田誠一「アサーションの観点からみた複雑性ＰＴＳＤの病態理解と治療」精神療法 46：348, 2020

概要　アサーションの観点から、複雑性ＰＴＳＤの病態と治療を論じた。初めに、（1）複雑性ＰＴＳＤでアサーションが少ない背景事情を四項目に分けて記し、（2）アサーションの不足がもたらすさまざまな悪影響（一次被害、二次被害）に触れた上で、（3）複雑性ＰＴＳＤの病態理解～治療においてアサーション～不適切な自己表現の観点が必要かつ有効であることを述べた。また、神田橋の論[6]を引用しつつ「内的なアサーション」概念を考案して、外的なアサーション（通常のアサーション）と内的なアサーションの対比を試みた（表1）。

加えて、二つのアサーション（外的／内的なアサーション）をふまえて、複雑性ＰＴＳ

表1：外的なアサーションと内的なアサーション

・外的なアサーション
①他者からのメッセージを傾聴する
②適切な自己表現を行う（自分を大切にしながら，同時に相手のことも配慮する対応）
③違いを認めた働きかけ合いにより，豊かな人間関係が生まれる
・内的なアサーション
①感じて（センサーとしてのからだの「反応」を感じる）
②「動き」が発動して（しっかり感じた「反応」に対して，適切に対応する）
③それを感じる（発動した「動き」に伴う変化を感じる）

（＊）外的アサーションと内的アサーションは相補的な関係にあり，相互間のフィードバックも存在する

Dに該当すると思われる病態への田嶌[16]による壺イメージ療法、下坂[20]の常識的家族療法、山中[24]の表現療法による治療を紹介・解説した。

コメント　ここでは、アサーションに関する認識について少し触れてみたい。というのは、精神医療・精神療法に携わる方の中にもアサーション概念に誤解を抱いている場合があり、アサーションの内実が専ら舶来由来と思っている人が散見されるためである。

私はアサーションと重なる内容（の少なくとも一部）は、時代・地域・文化を超えて認識・記載され、実践されてきたと考えている。実例を紹介すべく、ここでは論語[11]、丸谷[12]、田辺[22]を引用してみよう。

・「君子は和して同ぜず」（君子は相手と協調す

るが、付和雷同せず主体性を保つ）、「耳順」（人のいうことが自分の考えと違っていても、それはそれで理由のあることとして、相手の立場も認め反発しない。[11]）

・われわれは文章表現をする場合、自分が語りかけようとする相手は自分と対等の人間であると考へ、その人格を充分尊重しなければならない。そのやうな相手に向かつて、相手がわかるやうにきちんと話をしなければならない。威張りちらして高飛車に構へるのでもなく、へり下つて卑屈に言ふのでもなく、論理的に語らねばならない。考へてみれば当然の話ですが、このやうな対人関係の原則が、つい最近、国民の共通の財産となりかけてゐて、それゆゑにこそ、日本人はごく普通の人でもわりに文章が書けるやうになつたのではないか、そしてかう考へるならば、日本の散文といふものは、もちろんまだ確立してゐるとは言へないけれど、確立しかけてゐるのではないか。わたしはさう考へてゐます[12]。

・相手の意のあるところをようく掴み、意見の根拠を察知し、こちらは直ちに同調するというのではないが、相手の主張の、よって来るところを納得する。それが、「そこもあるナー」である。この気持ちが底にあれば、交渉はスムーズに、見解の相違も、歩み寄れる余地あり。すべての軋轢は、この一語をかえりみる余裕のないところから生まれる。私は人生で大切なのは、この「そこもあるなあー」だと思う[22]。

⑮原田誠一「PTSDの原因〜改善因子としてのスポーツ――複雑性PTSDの生物・心理・社会モデルをふまえた試論」最新精神医学 25 : 351, 2020

概要　精神科診療を行っていると、「スポーツの世界における過酷な暴力、体罰、しごき、じめ」などの経験を持ち、その外傷体験が病態の修飾因子になっている症例と出会う機会が少なくない。この問題について、各種体験記などを引用しつつ論じた。

コメント　近年になっても、スポーツ界でのこの種の醜聞、たとえば暴力をふるった指導者の逮捕・解任、傷害事件が発生した組織の処分（例：大相撲の部屋の解体）、被害者の悲しむべき経緯（例：自殺）が報じられる機会が少なくない。執筆依頼をいただいて、このテーマに絞って本論を記した所以である。

⑯原田誠一「解離と複雑性PTSD――トラウマ周辺解離を「急速スイッチ群」と「亜急性移行群」に二分する試論」精神療法 47 : 66, 2021

概要　解離症状を急速スイッチ群と亜急性移行群に二分する試論を述べ、それぞれの特徴に触れた。加えて、解離性障害への私の精神療法的アプローチを記した。

コメント　本論の中で、解離に関する私の病態理解とポリヴェーガル理論[23]の類似性・共通性に触れた。ポリヴェーガル理論を加味することで、複雑性PTSDの生物（腹側／背側迷走神経複合体、交感神経系）・心理（外傷記憶の活性化による友好・安心モードから敵対・混乱モードへの移行）・社会（戦争・軍隊、差別の影響）モデルがかなり実体性を持ちうるのではないか、と感じている。

⑰原田誠一「統合失調症と複雑性ＰＴＳＤ」精神療法 47 : 481, 2021

概要　統合失調症でみられることのある外傷体験を、（1）成育史・生活歴における過酷な外傷体験、（2）精神医療にまつわる深刻な外傷体験、（3）スティグマに基づく外傷体験に分けて述べた。その上で、外傷体験と統合失調症の関連について、（A）外傷体験のフラッシュバックにより統合失調症と類似性のある精神病状態が生じる場合と、（A）外傷体験が統合失調症の発症リスクを高める可能性に分類し、具体例を挙げながら記した。

コメント　本論で、複雑性ＰＴＳＤでみられる三相の状態像とポリヴェーガル理論の関係を表に示した（表2）。

⑱原田誠一「複雑性ＰＴＳＤの当事者と接する際の基礎知識」精神療法 47 : 551, 2021

概要　臨床家が複雑性ＰＴＳＤの当事者と接する際に、あらかじめ知っておくとよいと私が考えている「基礎知識」を一一項目に分けて記した。

表２：複雑性 PTSD の三相の状態像とポリヴェーガル理論の関係

1. 友好・安心モード →社会的関与システム：安全状況での反応
社会的行動がとられる．腹側迷走神経複合体が関与する
2. 敵対・混乱モード① →可動化システム：危険状況での反応
闘争・逃走反応がみられる．交感神経系が関与する
3. 敵対・混乱モード②→不動化システム：生の脅威状況での反応
凍りつき反応がみられる．背側迷走神経複合体が関与する

（＊）実際には，各相の混在状況が存在する．例：境界例の人が興奮状態にある際に（基調＝敵対・混乱モード１：闘争），パニック発作的な要素が前景に出る時間帯もあり（敵対・混乱モード１：逃走），解離的な面もみられて一部健忘が残るが（敵対・混乱モード 2:解離），時折比較的平静な状態に戻るなぎの瞬間（友好・安心モード）もある

（＊）CPTSD は現時点で生物・心理・社会モデルが成立する有力候補

コメント　次の三項目の内容を付録3に示したので、ご参照下さい。（1）三つの基本条件：体験される人間関係の特徴、自己表現のタイプ、外傷体験の活性化に伴うモードチェンジ、（2）当事者の発言内容と少しでも違うことを相手が口にすると、「理不尽に攻撃され、全否定された」と感じやすい、（3）多くの当事者は「気持ちがいいこと探し」に慣れておらず、不用意に「気持ちがいいこと探し」に誘うと、「面接の副作用」が生じることがある。

三　私の複雑性ＰＴＳＤの臨床流儀

ここまで述べてきた臨床経験に基づく現時点での私の複雑性ＰＴＳＤの臨床流儀を、以下供覧させていただく。

A　治療導入（表3）

治療導入における心理教育の内容は、付録1をご覧下さい。実際の診療場面では、この概要を口頭で説明してから、印刷物を渡すようにしている。また、複雑性ＰＴＳＤの当事者と接する際の基礎知識に関しては付録3を、現代社会に生きる当事者が留意すると良い生活上の注意については付録2をご参照下さい。

B　友好・安心モードから敵対・混乱モードへの移行を防ぐ（減らす）ための介入（一次予防：表3）

1　人間の存在の基盤に必要な「安心・安全、自尊心、自発性」を守り育てうる環境作りを本人、周囲の人と行う。

表3：私の複雑性 PTSD の臨床 ①

1. **治療導入**：心理教育の実施
2. **友好・安心モードから敵対・混乱モードへの移行を防ぐ（減らす）ための介入（一次予防）**
①安心・安全，自尊心，自発性を守り育てうる環境づくり
②必要に応じて，リハビリテーション（例：デイケア），訪問看護，福祉（例：障害年金，生活保護）などの利用を考える
③本人の自然治癒力・生命力を賦活する「体を動かす，自然を楽しむ，良い人間・動物との関係を味わう，遊ぶ」活動を行い楽しむ生活習慣を，少しずつ作っていく
④危険なトリガーと接する機会を減らす，極力「短く・狭く・浅く・軽く」する，トリガーの受け止め方（認知）を工夫する
⑤薬物療法（神田橋処方，HP：外傷記憶活性化を抑制）不安障害や気分障害などの併存例では，適切な薬物療法

2　必要に応じて、リハビリテーション（例：デイケア）、訪問看護、福祉（例：障害年金、生活保護）などの利用を考える。

3　本人の生命力・自然治癒力を賦活する「からだを動かす、自然を楽しむ、良い人間・動物との関係を味わう、遊ぶ」活動を行い楽しむ生活習慣を、慌てずに少しずつ形成していく。

4　外傷記憶の活性化をもたらす危険なトリガーと接する機会を減らしたり、極力「短く、狭く、浅く、軽く」する。加えて、トリガーの受け止め方（認知）を工夫する。

5　薬物療法では、外傷記憶の活性化を抑制する神田橋処方が基本。神田橋処方で十分抑制されない場合には、ハロペリドールHP少量投与を行う。

6　不安障害や気分障害などの併存がある際には、当該の病態に有効な向精神薬（例：セロトニン再取り込み阻害薬SSRI、気分安定薬、アリピプラゾール）を少量から併用する。

7　胎内期／育児の愛着障害[4]が併存している場合の対応を、次に示す。

C　胎内期／育児の愛着障害がある場合の対応（表4）

1　胎内期／育児の愛着障害[4]の有無は成育歴・家族歴を聴取し、神田橋の方法[4・6]を通して把握する。

2　胎内期／育児の愛着障害がある場合には、神田橋の次の記載[6]を理解した上で臨床の場に臨む。

・「愛着障害」とは一言でいうと「愛情関係のなかでの安らぎを感じる能力の未発達」です。その結果、愛情関係を求める⇓得られても不満足⇓別な対象を求めたり別な手段を求める⇓不満足、の流れとなります。性愛の世界の不安定で歪んだ生き方の基底に「愛着障害」があります。

・「愛着障害」を二種に分けておく方が便利です。「胎内期愛着障害」と「育児の愛着障

表４：私の複雑性 PTSD の臨床 ②

3. 胎内期／育児の愛着障害がある場合の対応
①愛着障害の有無は成育歴・家族歴の聴取，神田橋の方法を通して把握する
②「母におんぶ」（神田橋気功）が有効なことが多い
③愛着障害でみられることの多い不自由恐怖症～不自由嫌悪症をふまえた対応の工夫

害」です。

・「胎内期愛着障害」だけで「育児の愛着障害」のない人は「内なる空虚」を穴埋めしようとする努力の結果、成功者としての華やかな人生を築き上げることもありますが、その代り家庭生活が犠牲になり、温かみを欠いた空虚なものになります。つまりその人の子どもは「育児の愛着障害」となります。

3 愛着障害がある場合には、「母におんぶ」（神田橋(6)）が有効なことが多い。

4 愛着障害のある当事者との対応でポイントとなる点の一つに、「不自由恐怖症／不自由嫌悪症」がある。

5 「不自由恐怖症／不自由嫌悪症」のある当事者は、何らかの不自由な状態（例：一方的で過干渉な周囲の介入を受ける、想定外の予定が入り拘束感が増す、窮屈に感じられる衣類の着用を強制される）で、強く激しい反応を示すことがある。

6　その際、治療者は「不自由恐怖症／不自由嫌悪症」をふまえた対応を行うと、実りのある結果につながることがある。（例：「不自由恐怖症／不自由嫌悪症」をふまえた「受容・共感・一致〜『ともに』の雰囲気」を実践しつつ、「不自由恐怖症／不自由嫌悪症」を刺激することの少ない生活環境作りを模索する。）

D　敵対・混乱モード1（スプリッティング・行動化・暴発反応、パニック発作：闘争・逃走反応）から友好・安心モードに戻す関り（二次予防：表5）

1　治療者・周囲の人の「受容・共感・一致、『ともに』の雰囲気」に基づく関りによって、患者の中に友好・安心モードが再現するのを目指す。

2　患者自身の生活環境の中で、友好・安心モードに戻るのに役立つ活動のレパートリーを探索し増やしていく。

3　神田橋気功（例：指いい子、円盤の気功[6,8,9]）は、大変有力な治療法である。ここでは、「指いい子」が有効だった当事者の感想を二つ紹介する。

・（フラッシュバックにより）モヤモヤしてきたら、指いい子をします。すると、ラジオの音量つまみを時計と逆方向でまわすときと同じような感じで、モヤモヤが小さくなります。

表５：私の複雑性 PTSD の臨床 ③

4. 敵対・混乱モード１（スプリッティング・行動化・暴発反応, パニック発作: 闘争・逃走反応）から友好・安心モードに戻す関わり（二次予防）
①治療者・周囲の人間の「受容・共感・一致,『ともに』の雰囲気」に基づく関わりによって，患者の中に友好・安心モードが再生するのを目指すのが基本姿勢
②友好・安心モードに戻るのに役立つ活動のレパートリーを探索し，増やしていく
③神田橋気功（例：指いい子，円盤）も有力な治療方法
④焼酎風呂（神田橋）も，敵対・混乱モード１の残渣（邪気）を取り除くのに有効
⑤自傷行為や嗜癖行動などの理解と対応
⑥抗精神病薬の屯用（〜その後の睡眠）もある程度有用

・今までは、フラッシュバックが起きると圧倒され混乱していたが、指いい子をするとイライラが小さくなって冷静になれる。「あの人はああ言っていたが、あれはあの人の勝手な考えで、おかしいよなぁ」などと落ち着いて過去を整理することができるので、ずっと楽になりました。

4　焼酎風呂（神田橋）[6]も、敵対・混乱モード１の残渣（邪気）を取り除くのに有効。多くの患者が、「リフレッシュ・リセットできるのでとても良い」と感想を述べている。

5　自傷行為や嗜癖行動などは、敵対・混乱モードから友好・安心モードに戻すのに役立つ対処行動である場合が多いので、そのことをふまえた対応を行う。（例：自傷行為や嗜癖行動などが、どのように役立っているのかを共通認識にして、他の対処戦略がありえないかを探る。）

6　抗精神病薬の屯用（～その後の睡眠）も、ある程度有用。

E　敵対・混乱モード2（解離症）から友好・安心モードに戻す関わり（表6）

1　心理教育を行い、以下の内容を伝える。「解離症状は逃げ場がない際に発動する有効な対処法なので（例：更に悪い結果に至るのを防いでくれる）、早く良くしようとしない方が良い。逃げ場が見つかって安心・安全を実感できるようになると、自然になくなっていくもの。」

2　現在、どのような「逃げ場のない状況」なのかを一緒に検討し、「逃げ場作り」を少しずつ試行錯誤していく。

3　周囲だけでなく、本人自身も「逃げ場のない状況」を作るのに一役買っている場合があるので、注意を要する。（例：自分で自分を許せない、逃げることを禁じている）

F　以上を実現してから、残る課題に取り組む（三次予防：表7）

1　以上の関わりが奏功すると、暴発反応・パニック状態・解離状態に陥る機会が減って、友好・安心モードを維持できる時間が長くなる。

表6：私の複雑性 PTSD の臨床 ④

5. 敵対・混乱モード2（解離症）から友好・安心モードに戻す関わり ①心理教育の実施：解離症状は逃げ場がない際に発動する有効な対処法なので（例：更に悪い結果に至るのを防いでくれる），早く良くしようとしない方がいい．逃げ場が見つかってくると，自然になくなっていくもの ②現在，どのような「逃げ場のない状況」なのかを一緒に検討し，「逃げ場作り」を試行錯誤していく ③周囲だけでなく，本人自身も「逃げ場のない状況」を作るのに一役買っている場合があるので，注意を要する（例：自分で自分を許せない，逃げることを禁じている）

表7：私の複雑性 PTSD の臨床 ⑤

6. 以上が奏功してからの残る課題の取り組み（三次予防） ①以上の関わりが奏功すると，暴発反応・パニック状態・解離状態に陥ることが減り，友好・安心モードを維持して本人の生命力・自然治癒力を賦活できる時間が長くなる ②友好・安心モードを保ちながら，残る問題と少しずつ取り組んでいく．残る課題とは，例えば…… ・過去の外傷体験の整理，相手との関係の調整 ・人間全般～他人の目が怖い ・相手からネガティブな対応を受ける際の対処が難しい ・残る不安障害：例；コミュニケーション強迫，接触強迫 ・失敗・叱責・他者評価低下恐怖に伴う生活上の支障 ・対人関係の調整，生活の再建 ・アサーション，各種生活技能，情報操作の学習・習得

2　このように生活が安定してくると、本人の生命力・自然治癒力が賦活される機会が増して、更に生活が安定し広がるという好循環に入る。

3　友好・安心モードを保ちながら本人の希望・ニーズを聴取し、残る問題の中で取り上げる必要のある内容と少しずつ取り組んでいく。以下、具体例をあげる。

・過去の外傷体験の整理、相手との関係の調整（例：相手への認知・期待の修正、更に安心・安全を強化するための工夫）
・人間全般～他人の目が怖いことへの対応。
・相手からネガティブな対応を受ける際の対処。
・残る不安障害（例：コミュニケーション強迫、接触強迫）の対応。
・失敗恐怖、叱責恐怖、他者評価低下恐怖に伴う生活上の支障。
・対人関係の調整、生活の再建。
・アサーションスキル、各種生活技能、被曝を減らすのに役立つ情報管理（例：ある人に提供しても安全な情報と危険な情報を峻別して、危険性のある情報を伝えないようにする情報操作）の習得。

文献

（1）原田誠一『統合失調症の治療―理解・援助・予防の新たな視点』金剛出版 2006
（2）池内紀『すごいトシヨリBOOK―トシをとると楽しみがふえる』毎日新聞出版 2017
（3）貝谷久宣「不安・抑うつ発作とは何か」精神科 34：418-425, 2019
（4）神田橋條治『治療のための精神分析ノート』創元社 2016
（5）神田橋條治「ともに」精神療法 44：318-319, 2018
（6）神田橋條治『心身養生のコツ』岩崎学術出版社 2018
（7）神田橋條治「複雑なPTSDの治療手順」精神療法 45：329-335, 2019（収載：原田誠一編『複雑性PTSDの臨床―〝心的外傷～トラウマ〟の診断力と対応力を高めよう』金剛出版 2021）
（8）神田橋條治『神田橋條治が教える心身養生のための経絡・ツボ療法』創元社 2020
（9）神田橋條治『「心身養生のコツ」補講50』岩崎学術出版社 2021
（10）高宜良「中井久夫、安克昌と複雑性PTSD―病態理解と臨床実践」精神療法 47：590-596, 2021
（11）興繕宏『漢語日暦』岩波書店 2010
（12）丸谷才一「文章論的憲法論」丸谷才一『日本語で生きる 丸谷才一 批評集 第六巻』文藝春秋 1996
（13）村上伸治「あとがき」青木省三、村上伸治、鷲田健二『大人のトラウマを診るということ―こころの病の背景にある傷みに気づく』医学書院 2021
（14）村瀬嘉代子「統合的アプローチと複雑性PTSD」精神療法 47：582-589, 2021
（15）中井久夫『徴候 記憶 外傷』みすず書房 2004
（16）中井久夫「統合失調とトラウマ」『中井久夫集八』みすず書房 2018
（17）成瀬悟策監修、田嶌誠一編著『壺イメージ療法―その生い立ちと事例研究』創元社 2019
（18）日本統合失調症学会監修、福田正人、糸川昌成、村井俊哉、笠井清登編集『統合失調症』医学書院 2013
（19）岡野憲一郎『外傷性精神障害―心の傷の病理と治療』岩崎学術出版社 1995

(20) 下坂幸三「常識的心理療法」1991（収載：下坂幸三『心理療法の常識』金剛出版 1998）
(21) 田嶌誠一「多面的援助アプローチと複雑性ＰＴＳＤ—今そこで起こっている複雑性ＰＴＳＤへの支援的介入という視点から」精神療法 47：597-605, 2021
(22) 田辺聖子『ひよこのひとりごと—残る楽しみ』中央公論新社 2006
(23) 津田真人「ポリヴェーガル理論と複雑性ＰＴＳＤ—病態理解と治療」精神療法 47：618-619, 2021
(24) 山中康裕『少年期の心—精神療法を通してみた影』中公新書 1978
(25) 山中康裕「表現療法と複雑性ＰＴＳＤ」精神療法 47：574-581, 2021
(26) 吉川裕『日本軍兵士—アジア・太平洋戦争の現実』中公新書 2017

［付録1］心理教育の内容「外傷記憶（複雑性外傷記憶）について」

誰にも好ましくない記憶（エピソード記憶）は、無数にあるものですね。たとえば、財布を落とした、テストで赤点をとった、ころんで足を挫いた、といった内容。こうした記憶を想起するのは嬉しいことではありませんが、気持ちがかき乱されてひどい混乱状態に陥るといった類のものではないですね。

しかるに自分の存在の基盤そのものに関わり、安全感や自尊心が根本からひどく損われるような深刻な経験の記憶の場合、ずいぶん事情が異なります。こうしたひどくつらい体験の基になるものに自然災害・事故・犯罪などがありますが、人間関係にまつわる継続的な問題も多いものです。たとえば、親子関係における激しい葛藤・対立・虐待、いじめや各種のハラスメント、強圧的で暴力的な教師との関係に伴う被害など。

ここでは、このような人間関係に関連する経験（複雑性ＰＴＳＤ～軽症・複雑性ＰＴＳＤ）について説明することにします。こうした経験の記憶には外傷記憶（複雑性外傷記憶）という名前がついていて、次のような特徴がみられます。

（1）極めて長い間記憶が保持されて、些細なきっかけで再現してしまう。

（2）その記憶には瞬時に大きな動揺をもたらす強力な作用があり、強い不安が生じて当人が混乱状態に陥り不快・嫌悪・恥・驚きなどの感情が体験される。

（3）外傷記憶が現れると、普段の状態（友好・安心モード）とは異なり、外傷体験に基づくモード（敵対・混乱モード）で自分〜周囲の人が見えがちになってしまう。具体的には、「周囲の人＝自分を批判し否定してないがしろにする、一方的・高圧的で危険な存在」「自分＝理不尽な被害を受ける、受け身一方で困惑している存在」といった具合です。

（4）きっかけとなるのは、原因になった状況と類似の要素を含む状況〜場面が多い。たとえば、「他人から無視される」「相手が自分の意見・意向に耳を傾けない」「理不尽な扱い〜明らかな差別を受ける」「相手が感情的になっている」「高圧的な態度〜無作法な振舞いをする人がいる」など。

（5）敵対・混乱モードで過ごす時間はとてもつらいものですし、敵対・混乱モードに基づく自他の言動が軋轢を強めてしまい、更にしんどい状況に陥りがちです。

ちなみに、典型的な外傷後ストレス障害ＰＴＳＤの場合（例：東日本大震災での被災）、外傷記憶が賦活化されると視覚像を伴うフラッシュバックが生じるので、当然本人はその経験を意識します。しかるに「親や養育者による虐待、いじめ、ハラスメント、暴力的な教師との関係」などに伴う複雑性ＰＴＳＤ（～軽症・複雑性ＰＴＳＤ）では、外傷記憶（複雑性外傷記憶）が活性化されても視覚像を伴わないことが多く、本人ははっきりとは意識しない場合が多数派のようです。

外傷記憶への対応を工夫する際には、こうした仕組みを理解しておくと役立ちます。かさぶたがとれて外傷記憶が活性化したら、ある出来事がきっかけとなって（例：理不尽な扱いを受けた）外傷記憶があらわになった経緯を把握することが大切です。苦手なトリガーと接して外傷記憶が露呈し、敵対・混乱モードに陥っていると自覚するのですね。この認識ができると、混乱の世界から首一つ頭を出して自分が陥っている状態を俯瞰して観察しやすくなります。「過去の出来事（外傷記憶）～きっかけ（トリガー）～現在の状態（敵対・混乱モード）」の関連をしっかり理解するとともに、「どうやったら、早めに友好・安心モードに戻れるだろうか？」という対応策を考えやすくなるのです（外傷記憶の認知療法）。

ある出来事で外傷記憶が活性化されて敵対・混乱モードに入ってしまった際に、敵対・混乱モードでの出来事を頭に思い描いてその世界に浸っていると、どんどん深みにはまってしまいがちです。ブラックホール、底なし沼、蟻地獄、蛸壺などと称される、すこぶるつらい状態ですね。ですから敵対・混乱モードに陥った際に、そのモードでのやり取り～記憶を反すうし続けるのは得策ではありません。

こうした時に、普段から自分が慣れ親しんでいることをやってみると、早く敵対・混乱モードから抜けるのに役立つ場合があります（外傷記憶の行動療法）。たとえば、次のような例ですね。

・親しい人と話したり、メールでやり取りをする。
・動物と遊ぶ。
・慣れ親しんだ公園や喫茶店に行く。
・親しみを感じ、安心感を持っているものと接する（例：ぬいぐるみ、大事な写真、お守り）
・好きなアニメ、ゲーム、マンガ、芸術作品を楽しむ。
・ヨガ、サイクリング、整体、カラオケを試す。

こうした自分に合ったやり方のレパートリーを、いくつか持てるといいですね。外傷記憶がもたらす敵対・混乱モードとは異なり、これらの活動では相手~周囲との関係性が親しみを帯びています。こうした気持の良い友好・安心モードを体験できると、敵対・混乱モードからの回復を促すことができるのですね。

加えて、安心・友好モードから敵対・混乱モードへの移行の契機となったきっかけ、トリガーへの対策も大切です。きっかけとなった人物・状況をなるべく避けることが賢明ですし、避けにくい場合には相手との関りを極力〝浅く、短く、軽く〟できると被害が小さくなります。また、きっかけとなった出来事の受け止め方を工夫することが有効なこともあります。

なお人間の自然回復力を促す四因子として「①からだを動かす、②自然を楽しむ、③良い人間関係を味わう（相手が動物でも可）、④遊ぶ」が知られています。この四因子には、敵対・混乱モードから友好・安心モードへの移行をサポートする作用があります。

ちなみに、外傷記憶の基になった経験における相手の振舞いも、何らかの外傷記憶がからんでいることが多いようです。たとえば、何気ない子どもの言動に対して親が不当な仕打ちをして、それが子どもの外傷記憶になってしまう場合。子どもの側に悪意はないのですが、他意のない子どもの言動によって親の外傷記憶が活性化されて敵対・混乱モードに入ってしまい、「頭ごなしに全否定された」「理不尽な侮辱を受けた」などの受け止め方に伴う強烈な不快感や怒りが生まれる。そして混乱した親が、子どもに極端な振舞いをしてしまう。こうしたケースでは、親自身も外傷記憶〜敵対・混乱モードに翻弄されているわけです。たとえば、親がその親から虐待を受けたことによる外傷記憶があり、それがまだ癒えていないといった場合ですね。こうした事情もふまえておくと、外傷記憶との上手な接し方を工夫するのに役立つことが多いものです。

［付録2］「人間の自然治癒力・生命力を賦活する四因子」と「現代人の生活」

以前の日本、たとえば江戸時代や明治時代の我が国では、精神科の病気は今より少なかったのではないかと推測されます。それでは、当時現代ほどストレスがなかったかというと、決してそんなことはないでしょう。昔ならではの大きなストレス、たとえば流行り病で子どもや若者が亡くなってしまう、凶作で飢饉に陥り餓死者が出たり人身売買が行われる、といった過酷な事態がありました。

そうした深刻なストレス因がある中、精神科の病気が今よりも少なかったと仮定すると、そこにはどんな理由が考えられるでしょうか。勿論さまざまな事柄が関与している可能性があるのですが、その中に〝経済的な余裕のなさ〟と〝科学技術の未発達〟から派生する要因も含まれると思っています。

昔は経済的な余裕がないので、ひどくつらい出来事があっても（例：幼い我が子が急に亡くなる）、ほどなく（例：葬式が終わる）自分の体を動かして生業を再開しなくてはならなかった。たとえば、農民ならば田畑の作業。その際、昔は科学技術が発達していないので自分の足で歩いて田畑に行き、自分の体で農作業に精を出すことになる。

その過程で人は土や水～農作物～農機具と触れ、周囲の自然～生き物と接する機会を得ます。昔は今よりも自然が豊かで動植物が多く、里山的環境の中で樹木〜草花、鳥獣虫魚と接触する機会に日常的に恵まれていました。

更には、外で作業をする中で人との接触も出てくる。大家族制で地縁の絆も深い中、質の良い人との関りがあったでしょう。

つまり大きなストレス因があっても、①その直後から自分で体を動かして仕事を行い（体を動かす）、②豊かな自然〜動植物と接し（自然と接する）、③質の良い他者との関りを持つ中で（質の良い人間関係）、つらい問題と徐々に距離をとって癒されバランスを取り戻すことができる可能性があった訳です。のっぴきならないさまざまなストレスと向き合ってきた人間は、自らの内なる自然回復力〜レジリエンスをこのように活性化して、何とかしのいできた面があると思います。

しかるに現代では、経済的な余裕が増して科学技術が発達した結果、このプロセスに変化が生じています。つらい出来事や屈託がある中、（1）必ずしも自分で体を動かして仕事を行わずにすみ、（2）豊かな自然〜動植物と接する機会が少なくなり、（3）ダイレクトな人間関係を持たないで過ごす場合が相対的に増えたのです。実際、つらい出来事の後に体を動かさず一人で屈託を反すうし続けて、心身の状態がどんどん悪くなってしまうケースがとても多くみられます。

人間の生活が豊かで便利になり、つらい出来事があった後で〝仕事に従事せず、あまり体を動かさないでもよいオプション〟があることは、基本的に好ましい変化でしょう。しかしそのことで、人間に備わっている自然回復力～レジリエンスが活性化するプロセスの発動が妨げられてしまい、心身の不調から脱するのが難しい事態に陥りうることには、十分留意すべきですね。

ここまで述べてきた三事項以外で、人間の回復力の発現にとって重要なものに「遊び」があります。遊んで、楽しみ、笑い、スリルを味わい、くつろぐ。人間は遊ぶ動物～笑う動物という定義があるほど、とても大切な因子です。

この「遊び」も、昔と今では大分変わってきています。昔の子どもの遊び、たとえば「鬼ごっこ」にはその中に「体を動かす」「自然と接する」「質の良い人間関係」が含まれています。一方、今の子どもの代表的な「遊び」であるコンピュータゲームには、三要素が十分含まれているとはいえません。

コンピュータゲームも「遊び」の重要な一員ですが、三要素は十分含まれていないため、他の活動を通して3要素を体験する必要がある事情を、ふまえておくべきなのでしょうね。

［付録3］複雑性ＰＴＳＤの当事者と接する際の基礎知識（11項目の内、1、2、5項目の抜粋）

（1）三つの基本条件：体験される人間関係の特徴、自己表現のタイプ、外傷記憶の活性化に伴うモードチェンジ

複雑性ＰＴＳＤの当事者は、「命令、支配する／される」「監視、束縛、攻撃する／される」「他者＝優越していて危険で理不尽な存在／自分＝弱い立場にいて無力な犠牲者的存在」という外傷的な人間関係を数多く体験している。そして日常生活における一般的な人間関係においても、繰り返し学習し習慣化しているこうした認知行動パターンをとりやすい（基本条件① 体験される人間関係の特徴）。

自己表現のタイプで多いのは、基本は「非主張的な自己表現」であり、時に「攻撃的な自己表現」を行うが「アサーティブな自己表現」は乏しい、という内容である（基本条件② 自己表現のタイプ）。

また何らかのトリガーによって外傷記憶が活性化すると、「友好・安心モード」から「敵対・混乱モード」への変換が瞬時に起こる。「敵対・混乱モード」では心身の状態が不安定となり、

様々な状態像（例：パニック発作、暴発反応や行動化を伴うスプリッティング、解離症）を呈することがある（基本条件③　外傷記憶の活性化に伴うモードチェンジ）

言わずもがなであるが、以上の三つの基本条件は治療関係においても頻出する。本稿では、これらの内容を複雑性PTSDの当事者の基本条件とみなしてみる。ここからどのような事態が派生して、どのような対応が必要とされるかを見ていこう。

（2）当事者の発言内容と少しでも違うことを相手が口にすると、「理不尽に攻撃され、全否定された」と感じやすい

当事者が何か発言した際に、治療者が少しでも異なることを口にするとネガティヴな反応が生じやすい。通常の対人関係においては好ましいコミュニケーションパターンとみなされているアサーションに則った応接を行っても、この現象が起きてしまうことがある。たとえば、治療者が「なるほど、貴方はこう考えるのですね、良く分かります。しかるに一方、こういう事情もあるように思いますが、どうでしょう」といった対応をしても紛糾が生じうる。

こうした状況で当事者が示す態度にはバリエーションがあり、①表情が硬くなる、②穏やかに反発を口にする（例：「～って言うか」と相手の発言を遮って、おもむろに自分の考えを述べ始める）、③すこぶる激しい言動がみられる（例：暴発反応や行動化を伴うスプリッティン

グ、バリントの記載では「非常に烈しくかまびすしい症状が激発する」）場合がある。
この種の反応をできるだけ少なく、そして小さくするために、治療者はこの事実をふまえて丁寧な対応を行っていく。その際、従来から言われてきた精神療法の基本（受容・共感・一致、傾聴・支持、「ともに」の雰囲気）の重要性が、改めて実感されるだろう。加えて、神田橋による次の指摘の意味合いをよく理解できると思う。

出会いの冒頭のこちらの雰囲気は「相談者を迎える」姿勢で、商店でお客を迎えるときの味わいです。そのとき「わたしが役に立てば良いですが」と心のなかで呟くのがコツです。「お求めの品があると良いですが」と思う商店主と同じ、自信のない姿勢が安全です。……自信のない姿勢からスタートしますので、（治療者が）提示する「見立てや援助」はすべて仮説であり、来談者とともに検討・実験・検証することで採用されたり捨てられたりする予定の提示物、であると位置づけます。……個々の治療・援助は実験仮説であり、実験の主体者は来談者本人であり、治療者は共同実験者であるという関係構造を作る作業です。言いかえると「不信」の活用です。

来談者のもたらす情報、経験・学びの成果、生来の資質などが使える資産です。他方、ボクらの知識、技術、生来の資質なども資産ですが、これらは過去の学びに由来するものであり、目の前の来談者についての有用性は不明です。そのことを失念している援助者が「医療での傷つき・愛着障害」を引き起こします。

しかるに治療者がこうした実践を試みても、一貫してスムーズな経過が続く訳ではないことは勿論である。治療者が十分留意しても齟齬が生じて、当事者との間に軋轢が生まれがちだ。そしてそうした際の丁寧な対応が、更なる治療の進展につながっていく。

（5）多くの当事者は「気持ちがいいこと探し」に慣れておらず、不用意に「気持ちがいいこと探し」に誘うと「面接の副作用」が生じることがある

神田橋は「養生のコツの中でいちばん大切な、基本となる助言」として、「日々の生活の中で、自分なりに『あぁ、気持ちがいい』あるいは『気分がいいなあ』と感じる瞬間を探す」ことをあげている。その際、神田橋は「『気持ちがいい』という感じをつかむのに慣れていない人がとても多い」と指摘した。実際のところ、多くの複雑性PTSDの当事者は「気持ちがいい」という感覚を把握して味わい楽しむことへの馴染みが薄く、「気持ちがいい」感覚を生み出せる手持ちのレパートリーが少ない。

その背景事情は様々だが、次のような例がよく見られる。

①そもそも、成育史の中で「気持ちがいい」という体験を味わう機会が少なかった。
②過酷な生活状況の中、「気持ちがいい」という感覚を味わうゆとりがない。
③何らかの理由で、周囲が「気持ちがいい」体験を持つことを禁じている。
④何らかの負い目~周囲への気兼ねが原因となり、「気持ちがいい」経験をするのを自ら禁じている。
⑤重篤な症状が邪魔をして、「気持ちがいい」体験をするのが難しい。
⑥リラックスして「気持ちがいい」状態にいる時に傷つけられる体験が多々あり、油断大敵と身構えている場合も少なくない。

激しい攻撃をしてくる危険な人物が身近にいる状況での重要課題は、攻撃のリスクを減らして安心・安全を確保しサバイバルを目指すことである。その実現のためには周囲をよく観察し、危険な人物の様子や意向をふまえつつ慎重に行動する必要がある。当事者が「自分のからだの感覚や本音」をしっかりキャッチして、それに基づいて行動すると攻撃を受けるリスクが高まりすこぶる危険だ。

加えて、身体的な激しい暴力被害（例：身体的虐待、性的虐待）を受けた経験のある当事者は、身体感覚を意識する経験を介して外傷記憶が活性化しがちなため、身体感覚を遮断して意識化しないでいる場合が多い。

更には、自分の外傷体験のもとになった人物（例：親、教師）への恐怖・忌避・反発から、その人物を連想させる「気持ちがいい」状況（例：食事、音楽、性関連の事柄）で楽しむのを避けていることもある。

このように、複雑性ＰＴＳＤの当事者の多くが「自分のからだの感覚や本音」の自覚に乏しいことには、様々な背景事情や成立過程がある。こうした当事者に対して、性急に「気持ちがいいこと探し」に誘うのは多大な危険を伴う。治療者はこの事情をふまえて、「気持ちがいいこと探し」を少しずつ慎重に行っていくよう当事者と話し合う。比較的安全に行えるやり方は、当事者の話を聴取する中で「この場面で『気持ちがいい』と体験できたようだ」と治療者が感じた際に、その旨を指摘して事後的に共通認識にする方法である。

高木 俊介（たかぎ しゅんすけ）

1957年　広島県因島で生まれ，鳥取，岡山で育つ。

1983年　京都大学医学部卒業。京都大学医学部附属病院精神科評議会で研修後，大阪の私立精神病院と京都大学医学部附属病院精神科に勤務。臨床を行いつつ，統合失調症の精神病理を研究。日本精神神経学会で精神分裂病の病名変更事業にかかわり「統合失調症」の名称を発案し，2002年に正式決定された。

2004年　たかぎクリニック開設。ACT-Kを立ち上げ，チームによる精神障害者の在宅ケアに日々奔走。

著書:『ACT—Kの挑戦』（批評社）『こころの医療宅配便」（文藝春秋）『実践！アウトリーチ入門』（編著，日本評論社），監訳『精神疾患はつくられる』（塚本千秋と共同，日本評論社）

原田 誠一（はらだ せいいち）

昭和32年　東京で生まれる。昭和58年　東京大学医学部卒業。

東京大学医学部附属病院精神神経科，東京都立中部総合精神保健センター，東京都立墨東病院内科・救命救急センター，神経研究所附属晴和病院，東京逓信病院精神科医長，三重大学医学部精神科講師，国立精神・神経センター武蔵病院（現・国立精神・神経医療研究センター病院）外来部長を経て，

平成18年7月，東京　飯田橋に原田メンタルクリニック・東京認知行動療法研究所を開設，現在に至る。学習院大学臨床心理学科，非常勤講師を併任。

著訳書：

『正体不明の声－対処するための10のエッセンス』（アルタ出版），『統合失調症の治療－理解・援助・予防の新たな視点』『精神療法の工夫と楽しみ』『強迫性障害治療ハンドブック（編著）』『複雑性PTSDの臨床－“心的外傷～トラウマ”の診断力と対応力を高めよう（編著）』『精神療法の基礎と展開－「受容・共感・一致」を実践するために』（金剛出版），『強迫性障害のすべてがわかる本』（講談社），『適応障害』（日本評論社），『うつ病治療－現場の工夫より』（メディカルレビュー社；神田橋條治，渡辺衡一郎，菊池俊暁との共著），［訳書］；『キングドン：統合失調症の認知行動療法』『キングドン：症例から学ぶ統合失調症の認知行動療法』（日本評論社），『クラーク：強迫性障害の認知行動療法』（金剛出版）

□著者略歴

飛鳥井 望（あすかい のぞむ）

医学博士，精神科専門医・指導医。東京大学医学部卒業，（公財）東京都医学総合研究所副所長（心の健康プロジェクトリーダー）を経て，現在，同研究所特別客員研究員，医療法人社団青山会青木病院院長，（公社）被害者支援都民センター理事長。日本トラウマティック・ストレス学会初代会長。

著訳書：『複雑性PTSDの臨床実践ガイド—トラウマ焦点化治療の活用と工夫』（編著，日本評論社），『子どものトラウマとPTSDの治療』（共編，誠信書房），『複雑性PTSDの臨床』（分担執筆，金剛出版），『講座精神疾患の臨床3 不安または恐怖関連症群—強迫症 ストレス関連症群 パーソナリティ症』（心的外傷後ストレス症，複雑性心的外傷後ストレス症）（分担執筆，中山書店），『PTSD治療ガイドライン（第2版）』（監訳，金剛出版），『精神科臨床エキスパート 不安障害診療のすべて』（心的外傷後ストレス障害）（分担執筆，医学書院），『新しい診断と治療のABC 心的外傷後ストレス障害（PTSD）』（編著，最新医学社），『PTSDの臨床研究：理論と実践』（単著，金剛出版），『シムズ記述精神病理学』（共訳，西村書店），『PTSDとトラウマのすべてがわかる本』（監修，講談社），『サイコロジカル・トラウマ』（監訳，金剛出版），『臨床精神医学講座S6 外傷後ストレス障害（PTSD）』（共編，中山書店）他。

神田橋條治（かんだばし じょうじ）

1937年鹿児島県生まれ。1961年に九州大学医学部を卒業後，1984年まで同大学医学部精神神経科，精神分析療法専攻。1971年から1年間，モーズレー病院ならびにタビストックに留学。現在，鹿児島市にある伊敷病院に精神科医として非常勤勤務。

著書に『精神科診断面接のコツ』『精神療法面接のコツ』『心身養生のコツ』『心身養生のコツ補講50』『発想の航跡』『発想の航跡2』『「現場からの治療論」という物語』（いずれも岩崎学術出版社），『治療のこころ1～28』『対話精神療法の初心者への手引き』（いずれも花クリニック神田橋研究会），『ちばの集い1～9』（ちば心理教育研究所）『ともにある1～5』（共著，木星舍）『神田橋條治の精神科診察室』（共著，IAP出版）『対談精神科における養生と薬物』（共著，診療新社），『神田橋條治精神科講義』『神田橋條治医学部講義』『治療のための精神分析ノート』『神田橋條治が教える経絡・ツボ療法』『神田橋條治 スクールカウンセラーへの助言100』『スクールカウンセリングモデル100例：読み取る。支える。現場の工夫。』『どこへ行こうか，心理療法：神田橋條治対談集』（いずれも創元社）ほか。

複雑性《ふくざつせい》PTSDとは何《なに》か
四人《よにん》の精神科医《せいしんかい》の座談会《ざだんかい》とエッセイ

2022年4月20日　発行
2022年7月20日　2刷

著　者　飛鳥井 望
神田橋條治
高木 俊介
原田 誠一

発行者　立石　正信

発行所　株式会社金剛出版
〒112-0005　東京都文京区水道1-5-16
電話03-3815-6661　振替00120-6-34848

装丁　臼井新太郎／挿画　中西夏之「背・白 edge Ⅲ」

印刷・製本　シナノ印刷

ISBN978-4-7724-1890-4　C3011　

虐待にさらされる子どもたち
密室に医学のメスを：子ども虐待専門医の日常

［著］＝ローレンス R. リッチ
［訳］＝溝口史剛

●A5判 ●並製 ●264頁 ●定価 **4,180** 円
● ISBN978-4-7724-1743-3 C3011

子ども虐待は秘密裡に行われることが多い。
しかし詳細な医学的分析で
「その時に何が起こったのか？」を明らかにすることもできる！

児童福祉施設における暴力問題の理解と対応
続・現実に介入しつつ心に関わる

［著］＝田嶌誠一

●A5判 ●上製 ●752頁 ●定価 **9,350** 円
● ISBN978-4-7724-1217-9 C3011

児童福祉施設における暴力問題の現状理解と対応について
詳細に述べた画期的大著。
子どもの成長基盤としての安心・安全を実践から徹底追求。

SBS：乳幼児揺さぶられ症候群
法廷と医療現場で今何が起こっているのか？

［著］＝ロバート・リース
［訳］＝溝口史剛

●A5判 ●並製 ●400頁 ●定価 **4,180** 円
● ISBN978-4-7724-1676-4 C3011

虐待医学を牽引してきたロバート・リース医師の手による
このSBSをめぐるリアルな法廷劇は
読者を真実の探求の旅へと誘う。

価格は10%税込です。